Christine Behrens

Hilfe für Helfer

PFLEGE *kolleg*

Wie Pflegende ihre spirituellen Ressourcen nutzen können

schlütersche

Christine Behrens ist Diplom-Theologin, Sozialmanagerin und Transaktionsanalytikerin. Darüber hinaus arbeitet sie als Trainerin und Supervisorin für Pflegekräfte und Ärzte in Pflegeheimen, ambulanten Diensten und Kliniken.

»Ein Zen-Mönch wurde gefragt, worin das Geheimnis seiner Zufriedenheit und seiner so glücklichen Ausstrahlung bestehe.
Er antwortete: »Das ist ganz einfach: Wenn ich stehe, dann stehe ich, wenn ich gehe, dann gehe ich, wenn ich esse, dann esse ich, und wenn ich rede, dann rede ich.«
Erstaunt antwortete der Fragende: »Aber das tun wir doch alle!«
»Nein«, erwiderte der Mönch, »das tut ihr eben nicht: Wenn ihr steht, dann denkt ihr schon ans Gehen, wenn ihr geht, ans Essen, beim Essen redet ihr, und beim Reden denkt ihr an das, was ihr danach machen werdet!«

Bibliografische Information der Deutschen Nationalbibliothek
Die Deutsche Nationalbibliothek verzeichnet diese Publikation in der Deutschen Nationalbibliografie; detaillierte bibliografische Daten sind im Internet über http://dnb.ddb.de abrufbar.

ISBN 978-3-89993-344-4 (Print)
ISBN 978-3-8426-8600-7 (PDF)
ISBN 978-3-8426-8617-5 (EPUB)

© 2015 Schlütersche Verlagsgesellschaft mbH & Co. KG,
Hans-Böckler-Allee 7, 30173 Hannover

Alle Angaben erfolgen ohne jegliche Verpflichtung oder Garantie des Autoren und des Verlages. Für Änderungen und Fehler, die trotz der sorgfältigen Überprüfung aller Angaben nicht völlig aus-zuschließen sind, kann keinerlei Verantwortung oder Haftung übernommen werden. Alle Rechte vorbehalten. Das Werk ist urheberrechtlich geschützt. Jede Verwertung außerhalb der gesetzlich geregelten Fälle muss vom Verlag schriftlich genehmigt werden. Die im Folgenden verwendeten Personen- und Berufsbezeichnungen stehen immer gleichwertig für beide Geschlechter, auch wenn sie nur in einer Form benannt sind. Ein Markenzeichen kann warenrechtlich geschützt sein, ohne dass dieses besonders gekennzeichnet wurde.

Reihengestaltung: Groothuis, Lohfert, Consorten | Hamburg
Titelfoto: Olga Lyubkin – fotolia.com
Satz: PER Medien+Marketing GmbH, Braunschweig
Druck: PHOENIX PRINT GmbH, Würzburg

INHALT

Einleitung 8

1 **Spiritualität – nichts spezifisch christliches** 11
    1.1   Spiritualität und Gesundheit 12
    1.2   Spiritualität und Gesellschaft 13
    1.3   Spiritualität im Alltag 16

2 **Die erste wichtige spirituelle Ressource: Das Innehalten** 19
    2.1   Anke und der Stress 19
    2.2   Innen Halt suchen 19
    2.3   Übung – Bewusstes Innehalten 23

3 **Die zweite spirituelle Ressource: Die Achtsamkeit** 24
    3.1   Ein ganz normaler Arbeitstag in der Pflege 24
    3.2   Anschauen, was ist 25
    3.3   Übung – Achtsam werden 26

4 **Vom Nutzen der spirituellen Ressourcen** 28
    4.1   Der Pflegealltag – von Krisen und Kraftquellen 28
          4.1.1   Petra in der Krise 28
          4.1.2   Die Krise als Chance 31
          4.1.3   Übung 1 – Krisen annehmen 33
          4.1.4   Übung 2 – Krisen aktiv angehen 33
    4.2   Ständig unter Strom – der Kampf gegen die Uhr 35
          4.2.1   Martas Kampf 35
          4.2.2   Im richtigen Takt – von Hirnfrequenzen
                 und Entspannung 36
          4.2.3   Übung – Frequenzbereiche regeln 38
          4.2.4   Rituale – Ankerplätze der Seele 39
          4.2.5   Übung – Rituale finden 40
          4.2.6   Rituale als Unterbrechung des Alltags 41
          4.2.7   Übung – Unterbrechungen des Alltags finden 44
    4.3   Pflege bis 67? – Vom Sinn der Selbstpflege 45
          4.3.1   Unsere Grundbedürfnisse 47

	4.3.2	Spirituelle Ressource: Das konzentrierte Tun	48
	4.3.3	Übung – Was bereitet Ihnen wirklich Freude?	49
4.4	Mein Körper – mehr als nur ein Arbeitsgerät		51
	4.4.1	Sandra funktioniert	51
	4.4.2	Spirituelle Ressource: Atmen	53
	4.4.3	Übung – eine Unze Praxis	53
4.5	Freizeit, Familie, Beruf – Darf's ein bisschen mehr sein?		57
	4.5.1	Inge sagt immer »Ja«	57
	4.5.2	Von Antreibern und Erlaubern	58
	4.5.3	Spirituelle Ressource: sich selbst die Erlaubnis geben	64
	4.5.4	Übung – Setzen Sie Ich-Zeiten	66
	4.5.5	Übung – Überprüfen Sie Ihr Ego	66
4.6	Eigenlob stimmt! Das Recht auf die eigene Persönlichkeit		66
	4.6.1	Julias Angst	66
	4.6.2	Spirituelle Ressource: Introversion	67
	4.6.3	Übung – Die eigene Stärken kennenlernen	69
	4.6.4	Übung – Mit der Angst leben	71
	4.6.5	Übung – »Was will ich jetzt gerade«	73
4.7	Der Umgang mit Leiden		74
	4.7.1	Gundula und Norbert	74
	4.7.2	Spirituelle Ressource: Empathie	75
	4.7.3	Übung – Empathisch werden	77
	4.7.4	Fatimas Problem	77
	4.7.5	Hans und die Zigarettenpause	80
	4.7.6	Übung – sich ergreifen lassen	81
	4.7.7	Jennifer und Jesus am Kreuz	81
	4.7.8	Spirituelle Ressource: Glauben	82
	4.7.9	Übung – seinen inneren Kern erfahren	83
4.8	Der Umgang mit dem Tod		84
	4.8.1	Marie lässt los	84
	4.8.2	Carmen und der Tod	85
	4.8.3	Der Tod als Übergang	86
	4.8.4	Spirituelle Ressource: Vertrauen	87
	4.8.5	Übung – die Vertrauensskala	88
	4.8.6	Übung – Vertrauen erkennen	89
	4.8.7	Glauben heißt Vertrauen	90

	4.9	Spiritualität to go – So werden Sie mobil	91
		4.9.1 Anke und die Topfblume	92
		4.9.2 Übung – Spiritualität mit allen Sinnen	93
		4.9.3 Spiritualität – ein lebenslanger Begleiter	94
5	**Das Team in der Pflege – eine spirituelle Herausforderung**		**97**
	5.1	Ihre Kollegen: alles echte Charaktertypen	97
		5.1.1 Die Perfektionistin	98
		5.1.2 Die Verbissene	99
		5.1.3 Die Eilige	100
		5.1.4 Die Ungerührte	101
		5.1.5 Die Vielgeliebte	102
	5.2	Die drei wichtigsten spirituellen Ressourcen fürs Team: Achtsamkeit, Vertrauen und Rituale	103
		5.2.1 Achtsamkeit im Team	103
		5.2.2 Übung – die drei sokratischen Siebe	105
		5.2.3 Übung – auf den Gong lauschen	106
		5.2.4 Vertrauen im Team	106
		5.2.5 Übung – Was Ihr Team so alles kann	110
		5.2.6 Rituale fürs Team	110
		5.2.7 Übung – Entwerfen Sie ein Teamritual	112
6	**Salutogenese – bitte bleiben Sie gesund!**		**113**
	6.1	Übung – der Kohärenz-Fragebogen	115
	6.2	Übung – Ihre Ressourcen	118
	6.3	Übung – Team-Ressourcen	119
7	**Spirituelle Ressourcen – Zehn Tipps für jeden Tag**		**120**

Nachwort ... 125

Glossar ... 128

Literatur ... 131

Register ... 134

EINLEITUNG

Ich will (nicht) so bleiben wie ich bin ...

Jeder achte Berufstätige in Deutschland arbeitet im Gesundheitswesen. Das sind über fünf Millionen Menschen. Rund eine Million von ihnen arbeitet in der Altenpflege. Das sind viele, doch für die anstehenden Aufgaben in einer alternden Gesellschaft immer noch zu wenige. »Bereits heute leben in Deutschland rund 2,54 Millionen Pflegebedürftige (Stand: 2012). Rund ein Drittel der Pflegebedürftigen erhält dabei vollstationäre Pflege in Pflegeheimen. Etwa zwei Drittel werden hingegen in der häuslichen Umgebung und dabei oft durch ihre Angehörigen, betreut und versorgt.«[1]

Eine weitere Million Pflegekräfte arbeitet in den Krankenhäusern der Republik, immer am Rande der absoluten Erschöpfung, eingezwängt zwischen Fallpauschalen und Personalmangel.

Schon vor etlichen Jahren, als die Zustände nach heutigen Maßstäben noch traumhaft waren, und viele Angehörige in Großfamilien noch mithelfen konnten, gab es schon zu wenig, die in der professionellen Pflege arbeiteten. Heute wird der Pflegenotstand längst von Politik und Medien bestätigt. »Aufgrund des zu erwartenden Anstiegs der Zahl der Pflegebedürftigen wird auch der Bedarf an Pflegekräften in den kommenden Jahrzehnten weiter stark ansteigen. Hierfür gilt es Vorsorge zu treffen.«[2]

Dass es lange schon zu viel Arbeit und viel zu wenig Zeit ist, ist inzwischen selbst dem Gutmütigsten aufgefallen. Hinzu kommt, dass die meisten Menschen nicht »Nein« sagen können, sich in ihrem Beruf aufreiben und krank werden. Selbst das ist bereits in der Politik angekommen. Noch einmal das Bundesministerium für Gesundheit: »Wichtig ist ..., dass Pflegekräfte sich über ihre oft persönlich herausfordernden Erlebnisse austauschen können. Supervisionen können hier ein geeignetes Instrument sein.«[3] Wichtig sind

---

[1] http://www.bmg.bund.de/pflege/pflegekraefte/pflegefachkraeftemangel.html [Zugriff am 04.11.2014]
[2] Ebd.
[3] Ebd.

den Pflegenden allerdings auch eine leistungsgerechte Bezahlung, eine generelle Anerkennung ihres Berufes, eine bessere Ausbildung – und auch eine verbesserte Gesundheitsprävention.[4]

Zu einer verbesserten Gesundheitsprävention gehören nicht nur Unterstützungen bei den enormen physischen Anforderungen des Pflegeberufs, Supervisionen oder eine leistungsgerechte Bezahlung. Um (länger) gesund zu bleiben, bedarf es eines gesunden »Seelenheils«, und um das zu erreichen, haben Sie sich vermutlich dieses Buch gekauft. Sie haben den ersten Schritt also bereits getan: Sie haben »Ja« zu sich selbst gesagt. Vielleicht wollen Sie Unterstützung. Vielleicht suchen Sie einen Weg in eine andere berufliche Zukunft oder wollen Ihre Klienten ganzheitlicher begleiten. Und wenn da eine leise Stimme in Ihrem Kopf flüstert: »Ja, wenn wir uns alle nur noch um uns selber kümmern – wer kümmert sich dann um die Klienten?« – Dann stellen Sie bitte die Gegenfrage: »Wenn ich mich nicht mehr um meine Klienten kümmern kann, weil ich vor lauter Arbeit krank geworden bin – wer kümmert sich dann?«

Sie möchten also etwas für sich selbst tun, damit es Ihnen – und Ihren Klienten – besser geht. Sie übernehmen Selbstverantwortung und das bedeutet, »die eigenen Bedürfnisse, Möglichkeiten, Grenzen zu kennen, dafür einzutreten und damit die eigene Lebensgestaltung voranzubringen.«[5]

Fürchten Sie, dass Sie Ihrem Beruf nicht gewachsen sind? Diese Sorge ist unbegründet. Es liegt nicht (nur) an Ihnen, wenn Sie sich belastet fühlen. Sie arbeiten in einem »High-Touch-Beruf«, kümmern sich um andere Menschen – und damit stehen Sie immer in der Gefahr, an Symptomen wie »emotionaler Erschöpfung, nachlassender Leistungsfähigkeit und einer zunehmenden Gleichgültigkeit bzw. Depersonalisierung«[6] zu leiden.

Doch es genügen bereits kleine Schritte, um das zu ändern. Ich werde Ihnen von Menschen erzählen, die kleine Veränderungen in ihr Leben eingebaut

---

4 Vgl. http://www.pflege-am-boden.de/ [Zugriff am 10.11.2014]
5 Huhn, S. (2012). Ab heute sorge ich für mich! Selbstpflege. Vortrag auf dem Heilberufe Kongress, Berlin
6 Pfaff, H. (2014). Gesunde Mitarbeiter: Erfolgsfaktor in der Pflege. Vortrag auf der AOK-BGF-Tagung in Solingen 2014. Im Internet: http://www.bgf-institut.de/fileadmin/redaktion/downloads/Aktuelles/2013-03-12_Prof._Dr._Pfaff.pdf [Zugriff am 10.11.2014]

haben und damit sehr viel zufriedener leben. Kurzum: Sie werden Ihre spirituellen Ressourcen kennenlernen und sie ganz bewusst einüben. Ja, auch Sie haben spirituelle Ressourcen – aber Sie nennen sie vielleicht anders: Auszeiten, Gelassenheit, Konzentration aufs Wesentliche …

1 SPIRITUALITÄT – NICHTS SPEZIFISCH CHRISTLICHES

Uta ist 42 Jahre alt und seit mehr 20 Jahren in der ambulanten Pflege tätig. In letzter Zeit aber ist Uta müde und erschöpft. Die Arbeit macht ihr mehr Mühe als früher. Außerdem ist sie gerade dabei, sich von ihrem Mann zu trennen. Es ist alles so mühselig: Mit den Kindern sprechen, die Wohnung ausräumen, den Anwalt einschalten etc.

Als Uta an einem diesigen Herbstmorgen zu Frau B. in die Wohnung kommt, hat sie besonders schlechte Laune. Sie grüßt nur kurz, reißt mit Schwung die Jalousien hoch – und hört auf einmal, wie Frau B. mit sanfter Stimme sagt: »Wer jetzt kein Haus hat, baut sich keines mehr. Wer jetzt allein ist …« Uta führt den Satz unwillkürlich zu Ende »…wird es lange bleiben«, denn sie kennt auch das Gedicht »Herbsttag« von Rainer Maria Rilke. Die klassischen Dichterworte bremsen Uta in ihrem Tatendrang. Sie dreht sich zu Frau B. herum und sieht sie etwas schuldbewusst an. Frau B. winkt sie zu sich, nimmt ihre Hand und sagt: »Da ist es egal, wie alt man ist, was? Es geht uns beiden so, nicht wahr?« So sitzen die beiden Frauen eine kleine Weile beieinander, schweigend, aber in Verbindung miteinander.

Als Uta zur nächsten Patienten fährt, fühlt sie sich kräftiger, erholter. Später berichtet sie einer vertrauten Kollegin von ihrem Erlebnis auf Frau B. und wundert sich selbst darüber, wie ein »so kurzer Moment einen so entlasten kann«.

Tatsächlich hat Uta mit Frau B. einen spirituellen Moment erlebt – sofern wir Spiritualität als Grundeinstellung »zum Leben, zur Welt und zu den Mitmenschen«[7] sehen. Spiritualität ist etwas, das sich auf uns, auf unsere Haltungen und unsere Werte bezieht.

---

[7] Zit. n. Sponsel, R. (2012). Spiritualität. Eine psychologische Untersuchung. Im Internet: http://www.sgipt.org/wisms/gb/spirit0.htm [Zugriff am 04.11.2014

> **Spiritualität**
>
> Spiritualität drückt sich darin aus, wie wir mit Anderen, der Umwelt, der Natur, unserem Selbst und/oder auch dem Göttlichen/dem Heiligen verbunden sind. Spiritualität ist immer etwas Individuelles.

Spirituell zu leben bedeutet nicht, sich als buddhistischer Mönch zur Meditation zurückzuziehen oder als gläubiger Christ, Jude, Moslem oder Hindu zu leben. Als die Deutsche Forschungsgemeinschaft (DFG) 2012 in einem Projekt die »Spiritualität in Deutschland und den USA« erforschte, sagten viele Probanden: »Ich bin eher spirituell als religiös« – dieser Satz findet die Zustimmung der Hälfte aller Befragten, unabhängig davon, ob sie selbst einer Religionsgemeinschaft angehören oder nicht.«[8]

1.1 Spiritualität und Gesundheit

Viele Untersuchungen belegen, dass Spiritualität gesund für den Körper und die Seele ist. »Siebenten-Tages-Adventisten, die täglich die Bibel meditieren und beten, leben im Schnitt fünf Jahre länger. Zen-Priester in Japan, die meditieren, werden deutlich älter. Kalifornische Forscher beobachteten die gesundheitliche Entwicklung von mehr als 5200 Amerikanern. Diejenigen, die regelmäßig spirituelle Praktiken ausübten, speziell Meditation, erkrankten seltener, ihr körperliches Immunsystem war stärker. Italienische Nonnen, die regelmäßig den Rosenkranz beten, haben einen deutlich niedrigeren Blutdruck als gleichaltrige Frauen.«[9]

Auch die sogenannte Klosterstudie von Marc Luy[10] weist darauf hin, dass Mönche deutlich länger leben als Männer der Allgemeinbevölkerung. Ihre Lebensgrenze reicht fast an die Lebenserwartung von Frauen heran. Wie

---

[8] Stegemann, T. (2012). Ich bin eher spirituell als religiös ...« Im Internet: http://www.heise.de/tp/artikel/36/36523/1.html [Zugriff am 04.11.2014]

[9] Bucher, A. (2007b). Wurzeln und Flügel. Wie spirituelle Erziehung für das Leben stärkt. Ostfildern: Patmos, S. 40

[10] Luy, M. (2011). Ursachen der Geschlechterdifferenz in der Lebenserwartung: Erkenntnisse aus der »Klosterstudie«/Marc Luy. In: Schweizerisches Medizin-Forum. Bd. 11 (2011), H. 35, S. 580–583, Basel

lässt sich das erklären? Eine Möglichkeit ist der gesundheitsförderliche Lebensstil von spirituellen Menschen: Viele von ihnen lehnen den Genuss von Drogen ab. Auch hier belegen Studien, dass Menschen, die spirituell eingestellt sind, meistens nicht trinken oder rauchen, geschweige denn zu harten Drogen greifen. Viele disziplinieren sich beim Essen, bevorzugen vegetarische oder vegane Kost, fasten häufiger. Das hält gesund: Herz und Kreislauf werden entlastet.

Ein anderer Grund für die gesundheitsfördernde Konsequenz von Spiritualität ist natürlich der entspanntere Lebensstil spiritueller Menschen: In allen Burnout-Prophylaxen wird darauf hingewiesen, was Stress für den Körper bedeutet. Die Stressreaktion war für Steinzeitmenschen noch wichtig, um wilden Tieren zu entkommen: Der Atem geht schneller, der Herzschlag wird beschleunigt, die Muskeln besser durchblutet, die Verdauung gestoppt und der Blutdruck steigt. Die Nebennieren schütten Cortisol und Adrenalin aus.

Aber heute? Wohin mit der Kraft, die der Körper im Stress ausschüttet? Wie gehen wir mit dem Erbe unserer Urahnen um, das immer noch in uns steckt? Kurzfristig kann unser Körper Stressreaktionen auffangen, langfristig aber nicht. Spirituelle Praktiken, ob es Atemtechniken, Achtsamkeitstrainings oder Meditationen sind, beugen Zivilisationskrankheiten vor und beeinflussen auch den Verlauf von chronischen Erkrankungen.[11] In seinem Buch »Psychologie der Spiritualität« schreibt der Schweizer Theologe Anton A. Bucher ausführlich über »psychologisch nachgewiesene Effekte von Spiritualität, die als positiv gewürdigt werden, und zwar auf die physische und psychische Gesundheit, Stressreduktion, Bewältigung kritischer Lebensereignisse etc.«[12]

1.2 Spiritualität und Gesellschaft

Spiritualität ist nicht nur gesundheitsfördernd. Auch ihr gesellschaftlicher Nutzen ist ganz offensichtlich: Menschen, die spirituell leben, leben achtsamer. Sie achten auf sich und ihre Umwelt. Sie sorgen sich darum, dass es

---
[11] Büssing, A. & Kohls, N. (2011). Spiritualität transdisziplinär. Heidelberg: Springer, S. 107
[12] Bucher, A. (2007). Psychologie der Spiritualität. Weinheim: Beltz, S. 7

auch anderen Menschen gut geht. Viele Menschen, die spirituell sind, finden ihren Sinn darin, politisch aktiv zu werden.

Für mich war die Begegnung mit Joan Carrero, Mystiker, engagierter Naturschützer und Friedensaktivist, besonders beeindruckend. Nachdem er lange Zeit als Eremit in den Bergen Spaniens gelebt hatte, wollte er sein spirituelles Leben mit politischer Aktivität fortsetzen. Er engagierte sich für Ruanda, eines der ärmsten Länder Afrikas, zerrüttet von Gewalt und Hass. Rund 800.000 Menschen – meist Tutsis – wurden von Hutu-Milizen umgebracht. Mehr als eine viertel Million Frauen wurde vergewaltigt. Joan Carrero unterstützte mit Geld und Öffentlichkeitsarbeit die Aussöhnung zwischen den unterdrückten Tutsis und den überlegenen Hutu. Nobelpreisträger und Politiker schlugen Carrero für den Friedensnobelpreis vor. Einen Mann von tiefer Freundlichkeit und Bescheidenheit, der von sich selbst sagt: »Für mich gehören Spiritualität und die Liebe zum Menschen zusammen.« Auch andere Menschen setzen ihren Glauben oder ihre Spiritualität für politische Ziele ein.

Spirituelle Menschen und gesellschaftliches Engagement

Ernesto Cardenal
Ernesto Cardenal war ein katholischer Priester in Nicaragua. Während der Revolution in Nicaragua war er zwischen 1979 und 1987 sogar Kulturminister seines Landes. Sein Leben lang setzte sich Cardenal für Freiheit und Frieden in Nicaragua ein. Durch seine Bücher und Gedichte machte er die Situation in Nicaragua sozusagen weltöffentlich.

In den 60er Jahren gründete Cardenal in Nicaragua ein Dorf nach urchristlichem Vorbild. Er sprach mit den Bewohnern über die Bibel und ihre Spiritualität. »Die Liebe zur Schönheit der Natur und zu den Frauen hat mich zu Gott geführt, und die Liebe zu Gott zur Revolution«, heißt es an einer Stelle seiner Werke.

Cardenal ist als Vertreter der urchristlichen Vorstellung von Gerechtigkeit heute noch genauso bedeutend wie vor 50 Jahren.

Mahatma Gandhi

Gandhi kämpfte ohne Waffen und Gewalt für den Frieden in Indien und führte sein Land 1947 zur Unabhängigkeit. Sein Glauben – der Hinduismus – prägte ihn für seinen Weg. Gandhi konnte aber die Teilung seines Landes in drei Staaten nicht verhindern: die mehrheitlich muslimischen Länder Pakistan/Bangladesch und das mehrheitlich hinduistische Indien.

Es kam zu kriegerischen Auseinandersetzungen bei der Landteilung. Gandhi trat in den Hungerstreik. Keiner der Staaten wollte den Tod des berühmten Mannes verantworten, so schlossen sie kurzfristig Frieden. Gandhi: »Es gibt keinen Weg zum Frieden, der Frieden ist der Weg.«

Gandhi wird heute wie damals als große Seele – »Mahatma« – verehrt. Diese ehrenvolle Bezeichnung ist verbreiteter als sein Geburtsname.

Dalai Lama

Dalai Lama ist ein religiöser Titel, kein Name. Der jetzige 14. Dalai Lama heißt eigentlich Tendzin Gydtsho, wurde 1935 geboren und 1940 als Tibets geistliches und weltliches Oberhaupt eingesetzt. Für die Tibeter ist seine Stellung wie die eines Gottes. Durch sein unermüdliches politisches Engagement für Tibet ist der Dalai Lama zur Ikone seines Landes geworden.

Er setzt sich für eine Politik der strikten Gewaltlosigkeit gegenüber den chinesischen Machthabern ein, aber auch für ein freies Tibet. 2011 übergab der Dalai Lama seine Funktion als weltliches Oberhaupt an einen gewählten Nachfolger.

Hildegard von Bingen

Man kann zu Recht behaupten, dass Hildegard nach heutigen Maßstäben die »erste Frau in einer Führungsposition« war. Sie war Nonne, Medizinerin, Naturforscherin, Dichterin und Komponistin. Sie predigte zwar nicht in Altarräumen, aber auf öffentlichen Plätzen. Sie las auch männlichen Kirchenleuten die Leviten, wenn sie nicht so handelten, wie es die Bibel vorschrieb. Sie mischte sich in die Politik ein und unterhielt einen regen Briefwechsel mit Papst und Kaiser, wohlgemerkt: im 12. Jahrhundert! Hildegard verband ihre Spiritualität mit moralischer Autorität und öffentlichem Handeln. Somit war sie Vorbild für viele Novizinnen ihrer Zeit. In späteren Jahrhunderten folgten weitere hervorragende Nonnen wie Katharina von Siena oder Teresa von Avila.

1.3 Spiritualität im Alltag

Noch vor 30 Jahren glaubten Philosophen und Hirnforscher, dass wir einen unveränderlichen Kern in uns trügen. Heute geht man davon aus, dass es gar kein unveränderliches Selbst gibt. Wir haben kein festes Ich, sondern eher ein tanzendes Selbst: formbar, irritierbar, aber stets Neuem gegenüber aufgeschlossen. Die humanistische Psychologie folgt dieser Sichtweise. Sie wies nach, dass sich jeder Mensch verändern und immer wieder neu entscheiden kann. »Es ist die Idee, den ganzen Menschen unserer Zeit zum Leben zu erwecken und ihn zu lehren, wie er seine inneren Kräfte nutzen kann, um ein Führer zu sein, ohne ein Rebell zu werden, eine Mitte zu haben und nicht Hals über Kopf zu leben.«[13] Der alte Grundsatz »Wer »A« sagt, muss auch »B« sagen«, ist zwar noch tief in unseren Köpfen verankert, hat aber keine Berechtigung mehr. Mittlerweile dürfen wir »A« sagen und können getrost das »B« weglassen.

Auch Spiritualität ist dynamisch und entwickelt sich mit unseren Erfahrungen, Bedürfnissen und Begegnungen. Spiritualität hat viele Gesichter, die sich unterschiedlich zeigen und immer wieder verändern können.

Stellen Sie sich vor, ein Marsmensch käme auf die Erde. Klein, grün und auch ein bisschen buckelig. Er guckt sich um, sieht die Menschen, schaut in Buchläden und in Messehallen, blättert in Volkshochschulprogrammen und besucht Kirchen. Nun trifft er Sie und fragt: »Entschuldigung! In diesem Land wird viel zum Thema ›Spiritualität‹ angeboten. Was ist das eigentlich? Etwas zum Essen oder etwas, womit ich fliegen kann? Ich möchte das begreifen. Bitte geben Sie mir doch ein paar Schlagworte. Was denken Sie dazu?« Was würden Sie sagen?

---

[13] Die Perspektive der Humanistischen Psychologie. Vortragsskript aus der Vortragsreihe »Psychotherapie: Die Vielfalt der therapeutischen Konzepte. Uni St. Gallen. Ohne Angabe zum Autoren. Im Internet: http://www1.uni-hamburg.de/psych-3/seminar/menschenbilder/menschenbilder03/brucks/texte/0616.pdf [Zugriff am 04.11.2014]

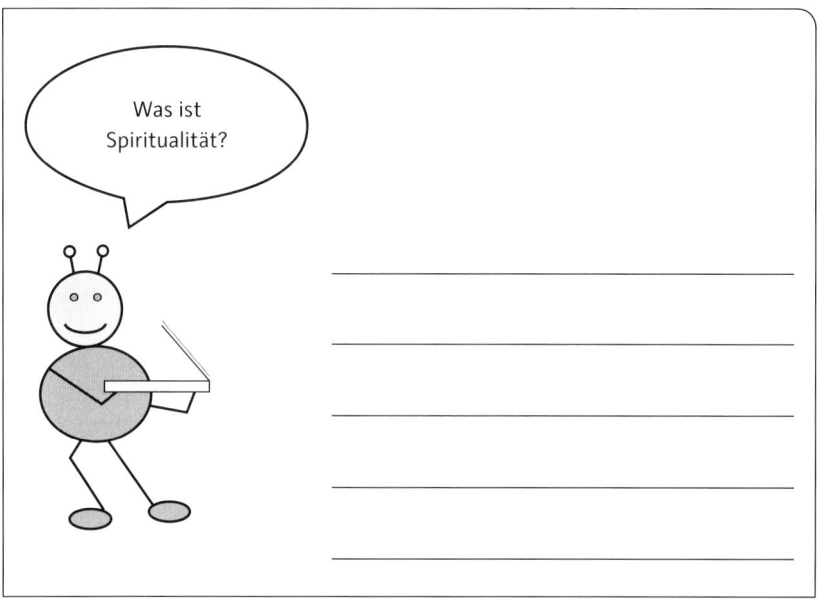

Abb. 1 : Wenn ein Außerirdischer Sie fragen würde, was Spiritualität ist – was würden Sie antworten?

Vielleicht ist Ihnen gar nichts eingefallen oder vieles. Vielleicht dachten Sie an Begriffe wie Kirche, Glauben, Gott oder Musik. Hinter dem Begriff »Spiritualität« verbirgt sich etwas, das nicht so einfach zu fassen ist. Wenn ich eine Wanderung unternehme und dann und wann still ins Tal hinabblicke, ist das dann schon ein »spiritueller Moment«? Oder sind es Handlungen wie Beten oder Meditieren? Die Antwort ist einfach: Ja, das sind bereits spirituelle Momente.

Vor einigen Jahrzehnten wäre es undenkbar gewesen, dass Menschen eigene spirituelle Pfade suchen und beschreiben. Mit der Öffnung der Welt, den neuen Medien und zunehmendem Selbstbewusstsein werden Menschen kreativer und schauen, was Ihnen gut tut. Viele nehmen sich heute das Recht heraus, sich aus allen Religionen, Weltanschauungen oder Philosophien einfach Versatzstücke herauszusuchen, sich eine eigene Überzeugung zu bauen. Wir leben in einer Zeit, die uns ein Höchstmaß an geistiger Freiheit zubilligt. Wir sollten uns dieser Freiheit bewusst werden, statt uns mit Ritualen zufrieden zu geben, die unsere Sehnsucht nach innerem Halt nicht befriedigen können. Wir müssen auch nicht erst »lebenslang lernen« – das haben wir immer schon getan und werden es auch weiterhin tun. Oder sind Sie bei Ihrem alten Wählscheibentelefon geblieben und lehnen Handys als »modernen Unfug« ab?

Wenn dies die Zeit ist, in der wir uns selbst auf die Spur kommen können, weil wir so viel mehr wissen, dann ist das eine große Freiheit – auch in spiritueller Hinsicht. Für mein Buch habe ich viele Menschen interviewt, die nicht unbedingt gläubig oder religiös sind. Sie sind aber sensibel für ihre Welt und haben ihre eigene Sicht der Dinge.

> **Selbsterkenntnis**
>
> Der Schlüssel zur Spiritualität ist die Selbsterkenntnis. Es geht darum, zu entdecken, wer man ist. Anita Moorjani* beschreibt es so: »Mir wurde klar, dass ich mein ganzes bisheriges Leben nur eines zu tun gehabt hatte: ich selbst zu sein, ohne Verurteilung oder das Gefühl, mit Makeln behaftet zu sein.« In der Spiritualität geht es um die Begegnung mit uns selbst. Von da aus kann die Reise zu der tiefer gehenden Erkenntnis und Einsicht, wer wir wirklich sind, gehen. Das geht über uns hinaus. Man spricht dann von Selbsttranszendenz.
>
> * Moorjani, A. (2012). Heilung im Licht. München: Arkana, S. 109

Als Kind hatte ich einen Wunderblock. Eine Zaubertafel, auf der man Geschriebenes sofort wieder löschen kann, auf der aber einiges unsichtbar zurückbleibt. Ähnlich verhält es sich auch mit unserer Spiritualität. Manches bleibt uns ganz klar vor Augen, anderes verschwindet in unserem Unterbewusstsein.

Dennoch ziehen sich die Spuren der spirituellen Ressourcen durch unser ganzes alltägliches Leben. Zwei besonders wichtige Ressourcen stelle ich Ihnen in den nächsten beiden Kapiteln vor. Es sind sozusagen die grundlegenden spirituellen Ressourcen.

2 DIE ERSTE WICHTIGE SPIRITUELLE RESSOURCE: DAS INNEHALTEN

2.1 Anke und der Stress

Anke ist 38 Jahre alt und alleinerziehende Mutter von drei Kindern. Ruhe hat sie so gut wie nie. Jede Minute des Tages ist ausgefüllt. Wenn die Kinder gerade mal nicht dran sind, ist es Ankes Mutter. Eigene Hobbys? »Was ist das?«, fragt Anke auf diese Frage rhetorisch. »Ich würde gern mal wieder lesen oder mit Freundinnen weggehen, aber das ist utopisch. Ich muss ja auch immer fit sein. Für Spiritualität ist in meinem Leben einfach kein Platz, wann soll ich das noch tun?«, sagt sie – und hält inne: »Ich war vor zwei Jahren bei einer Mutter und Kind Kur. Dort haben wir Yoga gemacht. Das war toll. Es hat mich sehr entspannt – und gut für die Hüften war es auch noch. Aber im Alltag kriege ich das nicht unter. Ich stehe um 5.30 Uhr auf – dusche, ziehe mich an, mache Frühstück, wecke die Kinder, ziehe sie an, bringe sie in die Kita oder zur Schule und fahre von da aus direkt zur Arbeit. Danach einkaufen, mit den Kindern zum Arzt oder was sonst gerade so anliegt – Abendbrot, Zähneputzen, Gutenachtgeschichte und dann bin ich eigentlich dran. Aber dann bin ich oft so müde, dass ich sofort einschlafen könnte. Es wäre schön, meinen inneren Kern zu entdecken. Ein Teil davon sind ja meine Kinder, aber es wäre schön, wenn es etwas gäbe, worauf nur ich Zugriff hätte – wie einen Knopf, den ich drücke und schon ist einen Moment Ruhe.«

So ähnlich wie Anke leben viele von uns. Je mehr unsere Aufmerksamkeit, unser Fokus außerhalb von uns ist, desto mehr geraten wir in einen Sog der äußeren Kräfte, die uns von uns selbst entfernen und unsere Aufmerksamkeit und unser Handeln nach außen verlagern.

2.2 Innen Halt suchen

Spiritualität heißt, einen Ausgleich zu schaffen zwischen einem Lebensschwerpunkt, der nach außen verlagert ist und einem Lebensschwerpunkt, den wir wieder nach innen verlegen: In der Regel leben wir sehr nach außen hin. Medien, andere Menschen, unsere ganze Umgebung beeinflusst uns, ob wir wollen oder nicht. Sie beeinflusst unsere Meinung, unsere Kleidung, unseren Musikgeschmack. Sie macht uns Urlaubsziele schmackhaft und bestimmt, wie wir aussehen.

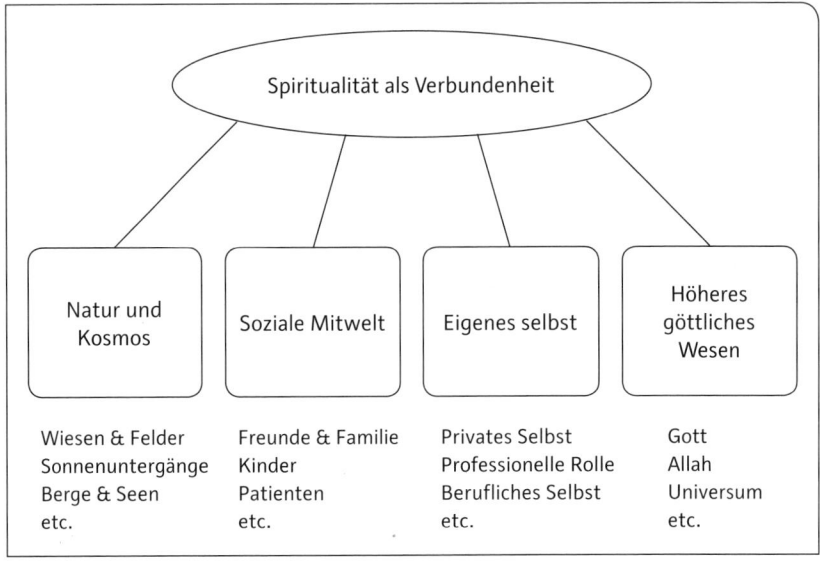

Abb. 2: Spiritualität erleben (angelehnt an Bucher 2014)

Um das auszuhalten, dem standzuhalten und dennoch bei sich zu bleiben, brauchen wir ein stabiles Gleichgewicht. Ohne dieses Gleichgewicht ist die Gefahr groß, dass wir den Halt verlieren und in der alltäglichen Routine steckenbleiben.

Und es kommt noch schlimmer: Selbst wenn wir es schaffen, alle Dinge zu erledigen, denen wir morgens schon unsere Gedanken geschenkt haben – Wir können kaum damit aufhören. Wir sinken nicht einfach auf einen Stuhl, sondern erliegen unserem ewig suchenden Geist: Irgendwo muss doch noch etwas sein, dass erledigt werden muss. »Ich kann gar nicht abschalten«, sagen wir, weil wir den Aus-Knopf nicht finden.

Je mehr wir uns von unseren inneren Quellen entfernen, desto größer wird die Geschwindigkeit, mit der wir Neues brauchen. Je weiter wir von unserem inneren Kern entfernt sind, desto weniger denken wir darüber nach, dass wir nur noch reagieren. Wir funktionieren. Andere Menschen, die Arbeit, die vielen Dinge diktieren unseren Tagesablauf. Letztlich sind wir da ein williges Opfer der Evolution. Damit unsere Vorfahren überleben konnten, »hat unser Gehirn etwas entwickelt, das von den Wissenschaftlern als negative Verzerrung bezeichnet wird. Für negative Erfahrungen gilt das Klett-Prinzip: sie bleiben haften, während für positive Erfahrungen das Teflon-Prinzip gilt.«[14] Gute Erfahrungen, kleine Momente der Achtsamkeit, rauschen einfach durch uns hindurch.

Innehalten

Um den Weg zu unserem Zentrum wiederzufinden, müssen wir innehalten. Wir brauchen einen Raum, in dem wir wieder zu uns selber finden können. Das gelingt, wenn wir uns Zeit geben: »Nehmen Sie sich Zeit, um auf Ihre momentane Wahrnehmung achtzugeben. Werden Sie zum Beobachter Ihrer eigenen Wahrnehmung und passen Sie auf, wohin sie Sie führt. Sagen Sie zu sich selber: ›Jetzt nehme ich wahr, daß –‹ und beenden Sie diesen Satz mit dem, was Sie in diesem Augenblick wahrnehmen.«[*]

[*] Stevens, J. (1991). Die Kunst der Wahrnehmung. München: Kaiser, S. 18

Erst nach dem Innehalten stellt sich die Frage: »Was soll ich tun?« Das Tun fließt aber dann aus der spirituellen Ressource. Sie reagieren nicht mehr wie ein Automat, sondern Sie agieren freier, selbstbestimmter und bewusster.

Barbara Messer schildert in ihrem Buch »Helfersyndrom«, wie sie im Laufe ihrer Pflegetätigkeit lernte, mit Situationen umzugehen, die bei ihr Ekel auslösten. Das gelang auch ganz gut. »Doch wenn ein Bewohner sich erbrach, kam ich an meine Grenzen. Der Geruch und die Konsistenz des Erbrochenen nahmen mir Atem und Gelassenheit. Speziell während des Nachtdienstes, wo mir das alle ›Naselang‹ beegnete, musste ich einen Weg für mich finden. Das gelang mir folgendermaßen: Wenn ich in ein Zimmer kam, in dem ein Bewohner gerade erbrochen hatte, dann

---

[14] Hansom, R. & Krüger, K. (2013). Denken wie ein Buddha: Gelassenheit und innere Stärke durch Achtsamkeit. München: Irisiana, S. 14

- schaute ich natürlich, ob Gefahr in Verzug war. Zum Beispiel hinsichtlich einer Erstickungsgefahr;
- informierte ich den Bewohner, dass ich gleich wiederkäme;
- bereitete ich mich nicht nur praktisch vor, indem ich die notwendigen Utensilien zusammenstellte, sondern dachte dabei:
  - Was mache ich Schönes, wenn ich diese Aufgabe bewältigt habe? (Z. B. ein Lieblingslied hören. Drei Minuten die Beine hochlegen. Oder ein paar Minuten in den Nachthimmel schauen)
  - Was genau ist das ganz Besondere an diesem Menschen? Was zeichnet ihn aus?
  - Was ist gerade seine größte Not?
  - Wie wird es ihm gehen, wenn ich wieder alles in Ordnung gebracht habe?

Nach diesem kleinen mentalen Programm war ich in der Lage, meinen ganz persönlichen Ekel zu überwinden.«[15]

Barbara Messer tat nichts anders als innezuhalten und sich einen Plan zurechtzulegen, wie sie nun handeln wollte/musste. Zugleich stellte sie sich eine Belohnung in Aussicht, fokussierte den Menschen hinter ihrem Tun – und vor allem: sich selbst. Für Anke in unserem obigen Beispiel wurde das Innehalten zu einer Übung, die sie ganz automatisch in ihren prallvollen Alltag hineinnahm: Sie begann damit, ihre morgendlichen Tätigkeiten anders wahrzunehmen. »Ich kann heute kurz stoppen und mir sagen: Jetzt stehe ich auf, mache das Frühstück und dann nehme ich mir einen Moment Zeit, die Kinder in Ruhe zu wecken. Ich gehe langsamer in ihre Zimmer, wecke sie behutsamer, wähle mit ihnen sorgsamer ihre Kleidung aus. Dann frühstücken wir und ich weiß, dass wir auf dem Weg in die Kita oder die Schule noch ein paar Minuten Zeit haben, um ein paar Dinge des Tages zu besprechen. – Abends, wenn ich müde aufs Sofa sinke, kann ich kurz innehalten und den Tag Revue passieren lassen. Oft fällt mir dann auf, wo noch Momente der Ruhe ›zu holen‹ sind. Etwa auf dem Parkplatz vor dem Pflegeheim. Ich bleibe nur ein paar Minuten im Auto sitzen – das Radio ist aus, der Motor ist aus. Ich nehme wahr, dass ich jetzt ein paar Mal ruhig durchatmen kann. Erst dann steige ich aus.«

---

15 Messer, B. (2013). Helfersyndrom? Strategien für verantwortungsvolle Pflegekräfte. Hannover: Schlütersche, S. 64

2.3 Übung – Bewusstes Innehalten

Bewusstes Innehalten ist einfach. Unterbrechen Sie einfach mal eine Alltäglichkeit:
- Stoppen Sie, bevor Sie einen Kaffee einschenken.
- Halten Sie bewusst an und richten Sie Ihre Aufmerksamkeit nach innen.
- Atmen Sie tief durch und zählen Sie bis 5.
- Setzen Sie dann Ihre Handlung fort: langsam, bewusst und aufmerksam.
- Fühlen Sie, wie sich Ihr Körper bewegt.
- Beobachten Sie Ihre Hände bei dem, was sie tun.
- Nehmen Sie wahr, wie der Kaffee duftet, wie der heiße Dampf aus der Tasse aufsteigt.
- Kommentieren Sie, was Sie tun: »Jetzt schenke ich mir gerade eine schöne Tasse ein.«

All das dauert nicht mehr als wenige Sekunden.

Wenn Sie einen Moment der Ruhe haben, können Sie auch eine schöne Erinnerung pflegen, vielleicht an den letzten Urlaub. »Erinnern Sie sich an Dinge, die so überwältigend schön waren, dass es Sie einen Moment lang völlig aus Ihrer gewohnten Alltagsroutine gerissen hat – ein atemberaubender Sonnenaufgang in allen Rot- und Rosatönen, die umspannende Rundung eines Regenbogens, der intensive Blickkontakt mit einem kleinen Kind, fröhliches Vogelgezwitscher, die unverhofft freundliche Geste eines Fremden. Alles Mögliche kann uns plötzlich wachrütteln und die Schönheit und Güte des Lebens vor Augen führen; solche überraschenden Momente eines erweiterten Bewusstseins gestatten uns einen kurzen Blick auf die Wunder des spirituellen Lebens …«[16]

---

[16] Quinn, G. (2005). Spirituell bewusst leben. München: Ansata, S. 10

3 DIE ZWEITE SPIRITUELLE RESSOURCE: DIE ACHTSAMKEIT

3.1 Ein ganz normaler Arbeitstag in der Pflege

Petra ist erst seit wenigen Wochen in der Pflege tätig – und ständig in Hektik. Wieso ist Frau S. schon wieder gefallen? Was soll sie heute Abend eigentlich für Frau P. in die Pflegeplanung eintragen? Herr G. kurvt im Rollstuhl über die Flure, klammert sich an den Handläufen fest und schreit. Hoffentlich gerät er nicht in den Fahrstuhl und blockiert ihn wieder! Eine Stunde nach Dienstantritt ist Petra bereits in Schweiß gebadet. Ausgerechnet jetzt kommen die Angehörigen von Frau F. und beschweren sich darüber, dass ihre Mutter immer noch im Bett liegt. »Wir hatten doch gesagt, dass wir zum Arzt müssen und nun ist Mutter nicht fertig!«

So geht es den ganzen Dienst über weiter. Petra bleibt keine Pause, sie kommt mit der Arbeit nicht nach.

Am nächsten Tag arbeitet sie mit Britta, einer erfahrenen Kollegin, zusammen. Erstaunlicherweise wird auf einmal alles ruhiger. Petra registriert, dass Britta schon direkt nach der Pflege von Frau P. einen kurzen Eintrag in die Pflegeplanung vornimmt. Mit Herrn G. geht sie ans Fenster zum Garten. »Ich habe festgestellt, dass er dort sehr lange ruhig sitzen bleibt. Er liebt Vögel, weißt du, und von hier aus kann er sie sehen.« Britta verrät auch, dass Frau S. immer dann stürzt, wenn sie selbst sehr schnell zur Toilette muss. »Reagiere ich aber rechtzeitig auf ihr Klingeln, ist die Gefahr gebannt.«

»Was machst du bloß anders?«, fragt Petra am Ende der Schicht. »Du hast doch dasselbe Arbeitsvolumen wie ich.« – »Ich erledige immer eines nach dem anderen«, sagt Britta. Das ist das ganze Geheimnis. Ich bin nicht immer schon drei Schritte weiter.«

Brittas Geheimnis kann man Schritt-für-Schritt-Vorgehen nennen – oder Achtsamkeit. Wir haben einen stets unruhigen Geist, der immer schon einen Schritt weiter ist. Wir sind es so gewohnt, all unseren Gedanken nachzugeben, dass wir kaum im Augenblick sind. Achtsamkeitsbasierte Methoden sind gerade bei Stress sehr hilfreich.

Achtsamkeit

Der Amerikaner Jon Kabat-Zinn hat viel dazu beigetragen, die Achtsamkeit, wie sie in der buddhistischen Meditation geübt wird, ins alltägliche Leben zu übertragen. »Im Grunde ist Achtsamkeit ein ziemlich einfaches Konzept. Seine Kraft liegt in der praktischen Umsetzung und Anwendung. Achtsamkeit beinhaltet, auf eine bestimmte Weise aufmerksam zu sein: bewußt, im gegenwärtigen Augenblick und ohne zu urteilen. Diese Arbeit der Aufmerksamkeit ... macht uns die Tatsache bewußt, daß sich unser Leben in einer Folge von Augenblicken entfaltet – daß es aus nichts weiter als diesen Augenblicken besteht.«*

* Kabat-Zinn, J. (2010). Im Alltag Ruhe finden: Meditationen für ein gelassenes Leben. München: Knaur, Kindle Edition

Das klingt selbstverständlich, ist es aber nicht. »Wir vergessen, dass wir tatsächlich nur in der Gegenwart existieren und nur den jeweils gegenwärtigen Augenblick unmittelbar erleben können. Vergangenheit und Zukunft werden nie direkt erfahren. ... Achtsamkeit bedeutet, sich dieser Gegenwart zu öffnen, mit der ganzen Aufmerksamkeit beim gegenwärtigen Moment, bei der jeweils gegenwärtigen Erfahrung zu sein.«[17]

3.2 Anschauen, was ist

Achtsamkeit ist ein Begriff und eine Handlungsweise, die sich langsam auch in das Bewusstsein »ganz normaler Menschen« hineingeschlichen hat. Ursprünglich stammt die Achtsamkeit vor allem aus den buddhistischen Lehren und hat sich durch viele Arten der Meditation auch hierzulande bekannt gemacht. In dem Werk »Geistestraining durch Achtsamkeit« beschreibt der Mönch Nyanaponika Achtsamkeit so: »Es ist die unmittelbare Anschauung der eigenen körperlichen und geistigen Daseinsvorgänge ... Dieses Beobachten gilt als ›rein‹, weil sich der Beobachtende dem

---

[17] Weiss, H.; Harrer, M. & Dietz, T. (2010). Das Achtsamkeits-Buch. Stuttgart: Klett-Cotta, S. 25

Objekt gegenüber rein aufnehmend verhält, ohne mit dem Gefühl, dem Willen oder Denken bewertend Stellung zu nehmen und ohne durch Handeln auf das Objekt einzuwirken.«[18]

Durch die achtsamen Momente steigen positive Gefühle, Glück und Wohlfühlen. Selbst in kritischen Situationen kann Achtsamkeit dabei helfen, die innere Balance zu wahren.

> **Die Frau und der Tiger**
>
> Es gibt die indische Geschichte von einer Frau, die von Tigern gejagt wird. Sie rennt und rennt, und die Tiger rücken immer näher. Am Rand einer Klippe angekommen, sieht sie ein paar Schlingpflanzen, so klettert sie hinunter und hält sich an den Pflanzen fest. Beim Hinunterschauen sieht sie, dass die Tiger genau unter ihr warten. Dann stellt Sie beim Blick nach oben fest, dass ein Nagetier genau an dem Trieb frisst, an dem sie sich hält. Gleichzeitig sieht sie auch eine wunderschöne kleine fruchttragende Erdbeerpflanze, die ganz in ihrer Nähe aus einem Büschel Gras wächst. Sie schaut hinunter, sie schaut hinauf, wieder hinunter; dann langt sie nach einer Erdbeere und steckt sie sich in den Mund.

3.3 Übung – Achtsam werden

Die Achtsamkeit ist wie ein Lasso, das unsere Aufmerksamkeit einholt und zurückbringt. Wir halten inne, atmen tief durch und starten dann erst erneut. Das ist eine Stressreduktion. In dem Moment, in dem Sie merken: »Mann, bin ich wütend!«, können Sie automatisch einen Schritt zurücktreten. Sie nehmen Ihr Gefühl wahr und merken: Es ist ein Gefühl. Nicht Sie sind wütend, sondern Sie fühlen die Wut. Das ist ein Unterschied!

Beginnen Sie doch Ihren Tag einmal damit, dass Sie am Morgen, wenn Sie erwachen, zunächst Ihren Körper wahrnehmen. Noch ehe die Gedanken an all das, was Sie erledigen müssen, auf Sie einstürmen.

---

[18] Ebd., S. 19

- Statt ins Gedankenkarussell einzusteigen, sagen Sie bewusst »Halt!«
- Spüren Sie nun Ihren Körper von den Füßen bis zum Kopf: Fühlen Sie Ihre Füße eigentlich? Wie liegen sie? Sind sie verkrampft? Können Sie sie lockern? Was ist mit Ihren Beinen?
- Nehmen Sie einfach wahr, was Sie fühlen, aber urteilen Sie nicht darüber. (Sie können sich sagen: »Meine Füße sind verkrampft.« – Aber gehen Sie jetzt nicht weiter, indem Sie etwa sagen: »Kein Wunder, ich musste ja auch gestern so viele laufen, weil wieder so viele Kollegen fehlten – wenn die doch endlich mehr Personal einstellen würden, aber das fällt denen ja nicht ein, weil..«) Sagen Sie einfach: »Meine Füße sind verkrampft.« – »Meine Beine fühlen sich schwer an.« Usw.
- Nehmen Sie auf diese Weise jedes Körperteil bewusst wahr.
- Atmen Sie zum Ende dieser Übung ein paar Mal tief ein und aus.

4 VOM NUTZEN DER SPIRITUELLEN RESSOURCEN

Innehalten und Achtsamkeit sind zwei Ressourcen, die besonders wichtig sind und deshalb auch hier den Anfang machen. Erst wenn Sie sich innerlich stoppen und genau hinschauen können, kommen Sie der spirituellen Dimension nahe. Sie wandeln sich in diesen Momenten zu einem Beobachter dessen, was geschieht. Gerade für Sie als Pflegende, deren Spannungsfeld zwischen Beruf und Familie besonders aufgeladen ist, sind diese beiden spirituellen Ressourcen, Innehalten und Achtsamkeit, besonders wichtig. Daraus erst ergeben sich weitere Ressourcen.

4.1 Der Pflegealltag – von Krisen und Kraftquellen

4.1.1 Petra in der Krise

Petra, 45 Jahre, ist seit vielen Jahren Altenpflegerin und seit einigen Monaten auch Stationsleitung. Sie hat sich auf diese Aufgabe gefreut, übernahm gern die Mehrverantwortung und arbeitet auch noch als Bezugspflegekraft, u. a. für Waltraut B.

Die 88-Jährige Waltraut B. lebt nach einem Schlaganfall seit einigen Monaten im Heim. Petra kennt die ältere Dame von früher, denn die B.'s lebten in derselben Straße wie Petras Eltern. Es fällt Petra deshalb sehr schwer, dem allmählichen Verfall von Waltraut B. zuzusehen.

Hinzu kommt, dass sich Waltraut B. nie Gedanken über eine Patientenverfügung gemacht hat. Sterben und Tod sind keine Themen für sie. Petra weiß, dass sie das Gespräch mit Waltraut B. und ihrer Familie suchen muss. Aber es ist jeden Tag so viel zu tun. Immer kommt etwas dazwischen. Es fehlen Mitarbeiter, der MDK hat eine Mängelliste geschickt, ein externer Berater ist angekündigt. Petra ist müde, überlastet und auch ein wenig ängstlich. Sie kann sich jetzt nicht auf ein Gespräch über das Thema »Sterben« einlassen. Schon gar nicht bei Waltraut B., bei der sie alles besonders gut machen möchte.

Zwei Wochen später passiert es: Waltraut B. bekommt plötzlich keine Luft mehr. Es ist spät in der Nacht und die neue Mitarbeiterin weiß nicht, was sie tun soll. Sie ruft den Rettungswagen. Die Sanitäter reanimieren Waltraut B. – lange. Andere Bewohner sind wach geworden, klingeln, rufen und schreien. Die Nachtwache läuft verzweifelt durch die Flure und versucht, wieder Ruhe ins Haus zu bringen. Währenddessen stirbt Waltraut B. draußen im Rettungswagen. Als Petra davon am nächsten Morgen erfährt, ist sie schockiert. Sie hat Schuldgefühle, weil sie es nicht geschafft hat, Waltraut B. einen würdigen Tod zu verschaffen. Einen Tod im eigenen Bett und nicht eine intensive, aber letztlich nutzlose Behandlung im Rettungswagen – auf der Straße vor dem Altenheim.

Petra hat als erfahrene Pflegekraft viele Menschen bis in den Tod begleitet. Sie hat zunehmende Demenz, körperlichen Verfall und tödliche Krankheiten kennengelernt. Immer war sie zwar engagiert, doch auch distanziert genug, um damit umzugehen. Doch nach dem Tod von Waltraut B. gelingt ihr dies nicht mehr. Sie wird in den Wochen danach aggressiv, die Mitarbeiter gehen ihr aus dem Weg und sind ratlos. »Das kann doch jedem Mal passieren.« – »Dass Petra sich aber auch immer so unter Druck setzt!«

Petra aber kann sich nun morgens kaum noch aus dem Bett quälen und zur Arbeit gehen. Ausgerechnet bei Frau B. hat sie vollkommen versagt! Sie arbeitet und arbeitet und macht doch nichts richtig, glaubt sie. Nichts macht ihr mehr Freude, kaum etwas kommt noch an sie heran. Auch ein längerer Urlaub bringt ihr keine neue Energie. Nur die Erkenntnis: »Mit mir stimmt etwas nicht. Ich kann diese Arbeit nicht. Ich bin eine Versagerin.« Petra ist in eine tiefe Krise geraten. Sie erlebt, was Experten so beschreiben: »Krisen sind zeitlich umschriebene Ereignisse von ungewissem Ausgang mit dem Charakter des Bedrohlichen, des möglichen Verlustes. Sie stellen gewohnte Wert- und Zielvorstellungen in Frage ...«[19]

Krisen kommen plötzlich und bringen weitreichende Folgen mit sich. Die Welt scheint auf einmal wie auf den Kopf gestellt. Alte Handlungsmuster

---

[19] Reiter & Strotzka 1977, zit. n. Evert, P. (2008). Einführung in die Technik der Krisenintervention. Script für die TeilnehmerInnen der Ausbildung in Tiefenpsychologisch fundierter Psychotherapie am Frankfurter Psychoanalytischen Institut. WS 2008/2009. Im Internet: http://www.pierre-frevert.de/pdf/KriseninterventionsSkriptx08–10.pdf

werden unzuverlässig, neue sind noch nicht gefunden. Die Reaktionen auf eine Krise sind sehr unterschiedlich. Die einen reagieren aggressiv, andere ziehen sich zurück oder werden zynisch. Es sind Reaktionen, die in unserer Seele schlummern und die aktiviert werden, wenn es zu einer Krise kommt. Diese Reaktionen sind verständlich, denn jeder reagiert erst einmal so, wie er/sie sich am besten schützen kann: »Das kann doch nicht wahr sein!« – »Warum habe ich nicht …« Die Seele wehrt sich – mit allen Mitteln und mit Reaktionen, die sie sonst nicht einsetzt.

Es gibt unterschiedliche Arten von Krisen, die sich grob als traumatische Krisen und Veränderungskrisen klassifizieren lassen. Traumatische Krisen haben ihren Ursprung in plötzlichen, meist unvorhersehbaren Schicksalsschlägen »wie z. B. Krankheit oder Invalidität, Tod eines Nahestehenden, Trennung, Kündigung etc.«[20]

Veränderungskrisen verlaufen anders. »Nach der Konfrontation mit der Veränderung kommt es … zu dem Gefühl des Versagens, zum Ansteigen von Druck und innerer Spannung und, wenn hier keine Hilfe einsetzt, zum Mobilisieren innerer und äußerer Hilfsmöglichkeiten. … ist die Hilfe inadäquat, kann es zu Rückzug und Resignation kommen …«[21]

Petra ist mitten in einer Veränderungskrise. Sie fühlt sich ihrem Leben nicht mehr gewachsen.

Der Tod von Waltraut B. hat Petras Selbstbild als fähige, kompetente Pflegekraft zutiefst erschüttert. Jede, die solch eine Krise schon einmal erlebt hat, weiß, dass man sich dann nach Geborgenheit sehnt. Man wird klein, hilflos, sucht Schutz und Rat.

Wer verletzt ist und sich schwach fühlt, zeigt das in der Regel nicht gern. Wenn Menschen in der Krise nicht »gesellschaftsfähige« Reaktionen wie Aggressionen oder absolute Gleichgültigkeit zeigen, kommt meistens Scham über das Verhalten dazu. Über Dinge, die einen beschämen, redet man aber schon gar nicht gern.

---

[20] Sonneck, G. (2012). Krisenintervention und Suizidverhütung. Stuttgart: UTB, S. 16
[21] Ebd., S. 17

Daher besteht eine Gefahr der Krise darin, dass sie uns von den Menschen, die wir brauchen, wegtreibt. Wir verlieren den Boden unter den Füßen, vertraute Beziehungen sind keine Hilfe. Trost aus einer spirituellen Kraft (z. B. Gott) können nur wenige erleben. Viele fühlen sich in einer Krise eher von Gott und den Menschen verlassen.

Von Krisen und Chancen

»Krise wird im Chinesischen mit weiji übersetzt, Chance mit jihu. Beiden gemeinsam ist also das Zeichen ji, das unter anderem Gelegenheit bedeutet. Wei dagegen heißt Gefahr, sodass in weiji die Bedrohung, aber auch ein Element der Wende zum Besseren enthalten ist; hui wiederum wird ebenfalls mit Gelegenheit übersetzt, bei diesem Wort liegt also eine Art Bedeutungsverdoppelung vor.«*

* www.zeit.de/2003/36/Stimmts Chin Schriftzeichen/[Zugriff am 25.09.2014]

4.1.2 Die Krise als Chance

Die doppelte Bedeutung, die das Wort »Krise« im Chinesischen hat, wird oft und gern zitiert. Doch eigentlich ist diese Denkweise uns eher fremd. Jemandem, der in der Krise ist, hilft es nicht, über Chancen zu sprechen. Er kann die Chancen noch gar nicht erkennen, falls es überhaupt welche gibt. Er ist noch in seiner Hoffnungslosigkeit gefangen. Dazu gehören viele Gefühle: Trauer, Wut, Bedrohung, Verletzung ... da hat Neues keinen Platz.

Insofern ist es zunächst wichtig, die Krise überhaupt anzunehmen, sich ihrer bewusst zu werden. Der Mensch in der Krise braucht zunächst die Möglichkeit, seine Handlungsfähigkeit zurückzugewinnen. Er muss aus der inneren Erstarrung zurückkehren.

Der Kairos

Im Griechischen nennt man den richtigen Zeitpunkt **Kairos**. Das ist der Moment, in dem sich etwas Besonderes ereignet, in dem etwas Neues, bislang Ungeahntes aufblitzt. Das kann ein Satz sein, den jemand sagt, der gar nichts mit der Situation zu tun hatte. Es kann ein Bild sein oder ein Traum. Es ist der rechte Augenblick, in dem etwas passiert.

Im Fall einer Krise ist Kairos der Moment, in dem sich das erste Mal eine Chance zeigt, vielleicht ein Ausweg sichtbar wird. Der Kairos zeigt einem Menschen in der Krise aber noch etwas anderes: In der tiefen Einsamkeit entsteht eine Verbindung zu seinem Selbst, zu seinem unzerstörbaren Kern.

Zurück zu Petra. Sie schämt sich für den unwürdigen Tod von Frau B. In Gesprächen mit einer vertrauten Freundin und Kollegin erkennt sie, dass sie überarbeitet und nicht mehr achtsam war. In einer anschließenden Supervision kann sie von ihrem Erlebnis und ihren Aggressionen sprechen. Ihre negativen Gefühle verlieren etwas an Macht.

Besser wird es aber erst, als sie eines Abends mit ihrer Tochter spricht. Die siebenjährige Marie ärgert sich über einen Lehrer in der Schule. Petra reagiert verständnisvoll: »Ja, das kann ich mir vorstellen, da warst du ganz schön ohnmächtig.« Marie schaut ihre Mutter an und brüllt mit knallrotem Kopf: »Ich war nicht ohnmächtig. Ich war unmächtig!!«

In diesem Moment verspürt Petra einen inneren Ruck: Ja, sie hat es versäumt, mit Frau B. eine Patientenverfügung zu erstellen. Dieser Verantwortung muss sie sich stellen. Aber gegenüber dem Tod war sie »un-mächtig«. Das Wort fühlt sich für Petra viel radikaler an als das ähnliche Wort »ohnmächtig«. Diese Radikalität hilft Petra, sich auch noch einmal mit dem Tod auseinanderzusetzen. Der Tod kommt. Dagegen kann sie nichts tun. Auch mit einer glasklaren Patientenverfügung hätte es passieren können, dass Waltraut B. im Rettungswagen gestorben wäre. Es gab schließlich keine Garantie dafür, dass der Nachtdienst getreu der Patientenverfügung gehandelt hätte.

Petra pflegt ihre Bewohner seit vielen Jahren und das bereitete ihr stets viel Freude. Sie leidet aber – wie alle Pflegekräfte – unter einem Gesundheitssystem, in dem mehr und immer mehr gekürzt wird. Irgendwann ist der Punkt erreicht, an dem sich Fehler und Versäumnisse einschleichen. Petra redet das Geschehen um Waltraut B. nicht klein. Sie erkennt aber auch die Grenzen ihrer Verantwortung.

4.1.3 Übung 1 – Krisen annehmen

- Wann hatten Sie eine Krise? Privat oder Beruflich?
- Was haben Sie gefühlt?
- Haben Sie jemandem die Schuld daran gegeben?
- Wie haben Sie reagiert?
- Haben Sie sich zurückgezogen?
- Gab es einen Zeitpunkt, zu dem Sie neue Kraft verspürt haben? Wann war dieser Kairos?
- Was haben Sie aus dieser Krise gelernt?

4.1.4 Übung 2 – Krisen aktiv angehen

- Woran merken Sie, dass Sie in einer Krise sind?
- Notieren Sie zwei (oder mehr) Namen von Menschen, mit denen Sie darüber reden können.
- Wenn Ihnen niemand einfällt – schauen Sie, wo es in Ihrer Stadt eine Krisenberatungsstelle gibt (und machen Sie einen Termin aus).
- Suchen Sie diese Menschen auf, bitten Sie um ein Gespräch.
- Sprechen Sie über die Gefühle, die Sie im Moment bewegen.
- Bitten Sie darum, Sie einfach ausreden zu lassen.

Zurück zu unserem Beispiel: Petra spürt, dass der Tod von Waltraut B. etwas Fundamentales ans Tageslicht gebracht hat: Sie sieht ihren Beruf plötzlich mit anderen Augen und fragt sich zum ersten Mal: Kann ich in meinem Arbeitsalltag etwas ändern?

Petra beginnt zu handeln: Sie bespricht mit ihrer Vorgesetzten, dass sie gern in jeder Dienstbesprechung 15 Minuten Zeit hätte, um über Themen wie Würde oder Ohnmacht zu sprechen. Sie erhofft sich dadurch eine größere Achtsamkeit sich selbst und den Bewohnern gegenüber. Ihre Vorgesetzte stimmt zu, vorausgesetzt, es wird in diesen 15 Minuten nicht über den augenfälligen Personalmangel lamentiert. Petra informiert ihr Team und erweitert diese Auflage: Für jedes »Wir sind einfach zu wenig« oder »Die Stellen sind nicht besetzt« müssen 10 Cent einbezahlt werden (Nicht fürs Heim, sondern für eine gemeinsame Unternehmung!). Das Team stimmt zu und Petra spürt wieder sicheren Boden unter ihren Füßen.

Krisen drängen uns, etwas wahrzunehmen, was wir bisher nicht gewusst haben, was wir nicht gewagt und nicht gelebt haben. Das ist oft ein erschreckender und schwieriger Prozess. Nicht umsonst verweigern sich viele Menschen einer Krise: Sie möchten nicht, dass sich etwas ändert. Sie fürchten das Neue, das Unbekannte.

Doch genauso gilt: Wer eine Krise durchgestanden hat, ist gewachsen und sein Leben ist in den meisten Fällen reicher geworden. Tatsächlich brauchen Sie in Krisen zwei spirituelle Ressourcen: Innehalten und Achtsamkeit. Erst wenn Sie bewusst eine Pause einlegen, Ihre Gefühle zulassen und sich achtsam sich selbst zuwenden, können Sie einer Krise Paroli bieten.

Manche Menschen lassen sich auch durch härteste Prüfungen nicht aus der Bahn werfen. In Krisen werden sie schneller wieder handlungsfähiger als andere. Diese Menschen haben eine bestimmte Haltung zum Leben, eine verlässliche seelische Widerstandskraft, sie sind resilient. Der Begriff stammt vom lateinischen Verb resilire und bedeutet so viel wie »abprallen« oder »zurückspringen«. Menschen, die resilient sind, verfügen in den meisten Fällen über stabile Beziehungen, über ein liebevolles Elternhaus, einen Mentor, einen guten Freund. Aber das hat längst nicht jeder, der resilient ist.

»Die amerikanische Psychologenvereinigung hat … eine Anleitung zum Erlernen von Resilienz herausgegeben. Laut ›road to resilience‹ sollen folgende Verhaltensweisen zum Ziel führen:

- Sorge für dich selbst.
- Glaube an deine Kompetenz.
- Baue soziale Kontakte auf.
- Entwickle realistische Ziele.
- Verlasse die Opferrolle, nimm eine Langzeitperspektive ein.
- Betrachte Krisen nicht als unüberwindbares Problem.«[22]

Glück im Unglück

Der einzige Überlebende eines Schiffsunglücks wird an den Strand einer einsamen und unbewohnten Insel gespült. Tag für Tag hielt er Ausschau nach einem Schiff am Horizont. Nach vielen Tagen ergebnisloser Ausschau nach einem Schiff baute er sich eine kleine Hütte aus Holz.

Eines Tages kam er von einem Ausflug auf der Insel zurück und stellte fest, dass seine Hütte in Flammen stand. Er hatte alles verloren und seine Stimmung wechselte zwischen Ärger und Verzweiflung.

Am nächsten Morgen wachte er durch das Motorgeräusch eines Bootes auf, das sich der Insel näherte. Man kam, um ihn zu retten. »Woher wusstet ihr, dass ich hier bin?« fragte er seine Retter.

»Wir haben Ihr Rauchsignal gesehen«, antwortete der Kapitän.

4.2 Ständig unter Strom – der Kampf gegen die Uhr

4.2.1 Martas Kampf

Marta steht jeden Morgen eine Stunde früher auf als ihr Mann und ihre zwei Kinder. Sie schmiert die Butterbrote für Schule und Arbeit, bereitet das Frühstück vor, stellt die Waschmaschine an, schreibt noch schnell den Einkaufszettel und kontrolliert die Schultaschen ihrer Kinder. Dann fährt sie, zumeist gegen 5:30 Uhr, zur Arbeit.

---

[22] https://www.planet-wissen.de/alltag_gesundheit/psychologie/glueck/resilienz.jsp [Zugriff am 28.11.2014]

An diesem Morgen ist Marta noch früher dran, denn gestern Abend hat sich eine Kollegin krank gemeldet. Marta ist jetzt die einzige Examinierte auf einer Station mit 29 Betten. Marta bereitet die Medikamente vor. Bis 6:00 Uhr muss sie aus allen Dispensern die Tabletten herausnehmen und auf dem Medikamententablett einordnen. Die Bewohner werden aufgeteilt: 29 Menschen auf drei Kollegen. Die Nachtwache berichtet kurz, dass Frau H. heute Nacht erbrochen und Durchfall hat. Die Nachtschwester hat ihr Bedarfsmedikamente gegeben.

Um 7:30 Uhr sind die meisten Bewohner schon versorgt. Jetzt wäre Zeit, die Tropfen vorzubereiten. Der Schüler meldet allerdings, dass Frau H. schon wieder erbrochen hat. Also muss der Hausarzt informiert werden. Da ist aber immer besetzt. Marta schreibt kurzerhand ein, mit Bitte um dringenden Rückruf. Zwei Bewohner müssen noch das Essen angereicht bekommen, da ruft der Hausarzt an. Marta kann nur die Info weitergeben, die sie vom Übergabegespräch in Erinnerung hat. Dokumentiert hat der Nachtdienst nichts. Der Arzt will später zur Visite kommen, bis dahin soll Frau H. noch einmal Bedarfsmedikation bekommen und eine NaCL. Es ist 9:00 Uhr. Marta weiß nicht mehr, wo ihr der Kopf steht.

Um 13.30 Uhr kommt der Spätdienst – auch dünn besetzt. Weder Doku noch Einfuhrpläne sind geschrieben, Inko-Material fehlt auch noch überall. Marta ist müde. Mittlerweile ist sie neun Stunden auf den Beinen und hat sich nur um andere gekümmert. Der Tag ist aber noch lange nicht zu Ende. Marta hetzt weiter …

4.2.2 Im richtigen Takt – von Hirnfrequenzen und Entspannung

Ein solch hektischer Pflegealltag wie bei Marta ist keineswegs die Ausnahme, sondern eher die Regel. Die Bundesanstalt für Arbeitsschutz und Arbeitsmedizin (BAuA) überschreibt einen Artikel mit dem eingängigen Titel »Arbeit in der Pflege – Arbeit am Limit?« Darin heißt es: »Körperliche Belastung wie ›Arbeiten im Stehen‹, ›Heben und Tragen schwerer Lasten‹ sowie ›Arbeiten in Zwangshaltung‹ werden von Pflegekräften deutlich öfter als vom Durchschnitt der anderen Erwerbstätigen berichtet. … Hinzu kommen zeitliche Belastungsfaktoren. .. Auch die psychischen Arbeitsanforderungen sind in Pflegeberufen fast durchweg erhöht. ... Bei der Bewältigung solch hoher Anforderungen können Ressourcen wie hoher Handlungsspielraum oder umfangreiche soziale Unterstützung einen wichtigen Beitrag leisten. ... gute Zusammenarbeit und Unterstützung durch Kollegen/-innen sind mit über 80 % bei den Pflegenden besser als im Durchschnitt.«[23]

Der hektische Pflegealltag wirkt sich negativ auf den Körper aus. Doch was können eigentlich Einzelne tun, um der Hektik und dem Stress zu entkommen? Ein Blick in die Neurowissenschaften eröffnet hier ganz neue Möglichkeiten. Kurz gesagt: Unser Gehirn arbeitet in unterschiedlichen Frequenzbereichen (Bewusstseinszuständen), die mit Alpha, Beta, Delta oder Theta bezeichnet werden.

Normalerweise bewegen wir uns im Alltag und Berufsalltag, unserem Lebensrhythmus entsprechend, im schnellen Frequenzbereich. Unsere Gehirnströme schwingen dann im Hochfrequenzbereich, der sogenannten Beta-Frequenz von ca. 14–38 Hertz.[24] Wir sind aufmerksam, nutzen unsere fünf Sinne und richten unseren Fokus auf die Anforderungen, die von außen auf uns einströmen.

Optimal für die Kreativität und Aufnahme von Informationen ist die sogenannte Alpha-Frequenz von 8–14 Hertz. In diesem Frequenzbereich arbeitet unser Gehirn zum Beispiel, wenn wir die Augen schließen und uns ein wenig wegträumen. Unsere Wahrnehmung wechselt von außen nach innen. Wir fühlen uns ruhig und entspannt.

Die Theta-Frequenz (4–7 Hertz) erreicht unser Gehirn im Traumzustand oder in der tiefen Meditation. Die Delta-Frequenz (1–3 Hertz) wird erst im traumlosen Tiefschlaf oder im Koma erreicht. Wenn die Delta-Frequenz mit anderen Frequenzen kombiniert ist, sind wir in einer Phase der intuitiven Aufmerksamkeit. Wie ein Radar können wir uns in Situationen oder Menschen einfühlen.[25]

---

[23] Bundesanstalt für Arbeitsschutz und Arbeitsmedizin (2014). Arbeit in der Pflege – Arbeit am Limit? Dortmund
[24] Angelehnt an: http://www.hirnwellen-und-bewusstsein.de/hirnwellen_1.html. [Zugriff: 15.09.2014]
[25] Ebd.

Relativ neu erforscht sind die Gammawellen: »Bei Menschen, die seit vielen Jahren meditieren, erhalten wir im EEG eine erhöhte Aktivität im Gammaband bei 40 Hertz und eine Zunahme der Hirnaktivität durch Synchronisation der Hirnareale«, sagt der Münchner Sportwissenschaftler Prof. Kurt Weis.[26] Das könne ein umfassendes Wohlgefühl auslösen. Langsame Theta-Wellen bei Meditierenden gelten schon seit langem als Zeichen von tiefer Ruhe und Frieden im Bewusstsein. Zahlreiche wissenschaftliche Studien belegen, z. B. mit Hilfe moderner bildgebender Verfahren, eine nachhaltige Wirkung von Meditation auf wichtige Areale unseres Gehirns.[27]

4.2.3 Übung – Frequenzbereiche regeln

- Wieviel Patienten haben Sie heute versorgt?
- Wieviel Informationen haben Sie heute aufgenommen?
- Wieviel Einkaufslisten sind Sie heute im Kopf durchgegangen?
- Was haben Sie nebenbei im Geiste noch alles organisiert?
- Und in der Tat?
- Hatten Sie das Gefühl, ständig wachsam zu sein (Beta-Frequenz)?
- Auf einer Skala von 0–10: Wie viel Energie haben Sie noch nach Ihrer Arbeit über?
- Bei welchen Tätigkeiten haben Sie das Gefühl, »herunterzufahren«?
- Wann haben Sie in Ihrer Freizeit die Möglichkeit, die Theta-Frequenzen zu aktivieren?
- Wann wäre dafür der richtige Zeitpunkt?

Nicht für jeden ist die Meditation die geeignete Übung. Es klingt so leicht, sich einfach hinzusetzen und den Atem zu beobachten – aber das ist es nicht. Doch es gibt viele Möglichkeiten, diesen ruhigen Zustand – und damit die ruhigeren Hirnfrequenzen – zu erreichen: für einige ist es das Hobby, bei dem sie einfach etwas tun, ohne nachzudenken; der tägliche Spaziergang mit dem Hund; die abendliche Radtour »um den Block«.

---

[26] http://www.3sat.de/page/?source=/nano/medizin/155475/index.html; [Zugriff: 22.11.2014]
[27] www.meditationsfuerskeptiker.com

Doch was tun wir während der Zeit des Tages, an dem der Hauptstress anfällt: Was tun wir während der Arbeit, um die Hektik ein wenig zu mindern? Rituale sind hier eine gute Möglichkeit. Durch beständig gleiche Abläufe und Rhythmen können Sie etwas für Ihre innere Ruhe tun. Insofern sind auch Rituale eine spirituelle Ressource.

4.2.4 Rituale – Ankerplätze der Seele

Rituale nutzen wir, um Lebensübergänge zu kennzeichnen, Taufe, Konfirmation oder Eheschließung. Doch auch im Alltag gibt es Übergänge: Wie jemand seinen Tag beginnt oder beendet. Wie jemand seine Arbeit vorbereitet und am Abend abschließt. Oftmals geschieht das unbewusst. Damit Rituale aber wirken, müssen wir sie uns bewusst machen. Dann werden wir auch entdecken, dass manches Ritual eher krank macht oder eine schlechte Gewohnheit ist, die uns bislang nicht bewusst war: Da wird morgens beim ersten Weckerklingeln aus dem Bett gesprungen, das Frühstück fällt aus, der Kaffee wird im Auto getrunken und bei der Arbeit wird sofort losgelegt, um nur keine Zeit zu vergeuden.

Wie Menschen ihren Tag beginnen, ist oft ein Kriterium dafür, ob sie selbst leben – also über ihr Leben bestimmen – oder sich von den Dingen hetzen lassen und damit gelebt werden. Ein gut durchdachtes Morgenritual motiviert für den Tag. Es weckt Energien und schenkt Lust am Leben. Rituale helfen, den Stress zu reduzieren. Sie müssen dabei nicht – wie bei einer Meditation – die sogenannte Theta-Frequenz Ihrer Hirnströme erreichen. Wichtig sind bestimmte vorhersehbare Abläufe, die Erholung schaffen und ein »Ausatmen« ermöglichen. So ist die Alpha-Frequenz gut ausgelastet und die Beta-Frequenz nimmt nicht überhand.

Zurück zu unserem Bericht über Martas Arbeitsalltag. Sie hat keine Zeit, sich »Auszeiten« zu nehmen. Die einzige Chance, die sie hat, ist, ihr Denken und Handeln von »schnell« auf »langsam« (oder zumindest: »etwas langsamer«) umzustellen. Genau dafür hat sich Marta ein Ritual verordnet. Sie hat ihr Leben nicht komplett umgestellt, aber sie bewertet die Stunde am Morgen nun anders: Es ist ihre Zeit, für sich ganz allein! Der kleine, bewusste Augenblick im Hier und Jetzt. Marta füllt diese Stunde gern mit Hausarbeiten, weil sie es mag, wenn alles seinen geregelten Ablauf hat. Aber sie sieht diese Stunde nicht mehr als Belastung, sondern als meditative Aufgabe, als ihr ureigenes Tagesanfangsritual.

Als Marta das erkannte, war es nur ein kleiner Schritt, diese Haltung auch mit in ihren Beruf aufzunehmen: Blutdruck messen, Verbände erneuern, Grundpflege, ein paar nette Worte und Fragen an ihre Klienten. Marta hat es geschafft, diese Tätigkeiten als sinnvoll anzusehen. Sie bewertet sie nicht mehr als »Fließbandarbeit«, sondern als Aufgaben in der Pflege, die nicht 100 % Aufmerksamkeit erfordern, sondern dazu einladen, in die Alpha-Frequenz (den Zustand der leichten Entspannung) einzutauchen. So kann sie bei anderen Aufgaben zu 100 % zur Verfügung (mit der Beta-Frequenz) stehen.

4.2.5 Übung – Rituale finden

Der Morgen ist für ein Mini-Ritual prädestiniert. Oftmals wird unterschätzt, welche grundlegende Entscheidung für die Stimmung des ganzen Tages hier getroffen wird. Geben Sie morgens Ihrer Seele Zeit und Sie sind gegen manche Hürden, die Ihnen im Laufe des Tages begegnen könnte, gewissermaßen imprägniert!

- Bleiben Sie nach dem Aufwachen einen Moment auf der Bettkante sitzen und begrüßen Sie Ihre Füße. Sie tragen sie den ganzen Tag.
- Im Badezimmer bereiten Sie sich auf die Welt vor, die Sie draußen erwartet. Stellen Sie sich doch einmal vor Ihren Spiegel und begrüßen Sie sich mit einem Lächeln. Wenn Sie dabei lachen müssen, weil es Ihnen albern erscheint, umso besser. Es gibt schlechtere Möglichkeiten als mit Humor in den Tag zu starten!
- Zählen Sie beim Duschen 5 Dinge auf, für die Sie dankbar sind (keine Krankheit, eine warme Dusche, bequeme Kleidung …)
- Hören Sie auf der Fahrt ein bestimmtes Musikstück, das Sie entspannt und froh stimmt.

Vielleicht haben Sie noch eigene Ideen. Lassen Sie sich Zeit und probieren Sie verschiedene Dinge aus. Hauptsache, Sie beschäftigen sich mit sich selbst und mit Ihrer Seele – nur so finden Sie Ihre Ankerplätze, zu Hause, unterwegs oder bei der Arbeit.

Das Geheimnis der Zufriedenheit

Ein Zen-Mönch wurde gefragt, worin das Geheimnis seiner Zufriedenheit und seiner so glücklichen Ausstrahlung bestehe. Er antwortete: »Das ist ganz einfach: Wenn ich stehe, dann stehe ich, wenn ich gehe, dann gehe ich, wenn ich esse, dann esse ich, und wenn ich rede, dann rede ich.« – Erstaunt antwortete der Fragende: »Aber das tun wir doch alle!« »Nein«, erwiderte der Mönch, »das tut ihr eben nicht: Wenn ihr steht, dann denkt ihr schon ans Gehen, wenn ihr geht, ans Essen, beim Essen redet ihr, und beim Reden denkt ihr an das, was ihr danach machen werdet!«

4.2.6 Rituale als Unterbrechung des Alltags

Rituale treffen wir überall dort an, wo Menschen leben: der Morgenkreis oder das Meeting mit festen Strukturen, Quiz-Shows und Song-Conteste, die Liturgie des Gottesdienstes oder das Kaffeekränzchen. Mittlerweile sind uns die Rituale so geläufig geworden, dass wir sie oft gar nicht mehr wahrnehmen.

Freitag gibt's in Krankenhäusern, Altenheimen und beim Essen auf Rädern Fisch. In der Adventszeit wird an jedem Sonntag eine Kerze angezündet. Im Herbst werden Kürbisse geschnitzt und an Ostern Bäume mit Ostereiern behängt. Am Sonntag gibt's Torte. Und am Montag »Reste«. Wenn ein Mensch stirbt, wird das Fenster aufgemacht, um die Seele raus zu lassen. Wenn ein Kind geboren wird, wird Babywäsche an die Leine gehängt.

Diese Rituale unterbrechen unseren Alltag. Sie begleiten uns durch das Jahr und die Monate. Sie strukturieren unsere Zeit und machen uns Freude. Sie helfen uns, dem grauen Alltagseinerlei zu entfliehen.

Wenn ich Menschen nach ihren Assoziationen zu dem Thema »Rituale« frage, sind fast immer folgende Worte dabei:
- Immer die gleiche Abfolge
- Es hilft
- Macht glücklich
- Man ist ganz »dabei«
- Strukturierte Zeitabläufe

Damit sind schon wichtige Bausteine eines Rituals genannt. Rituale sind Handlungen, die wiederholt werden. Mit großer Achtsamkeit und Aufmerksamkeit. Meistens sind sie verbunden mit Symbolen. Rituale sind wichtig für uns, weil sie unseren Gefühlen und Bedürfnissen Form und Ausdruck verleihen. Sie geben uns Sinn. Manches Ritual ist allerdings eher eine Gewohnheit – ohne große Aufmerksamkeit verrichtet, vielleicht sogar schädlich für uns.

Tabelle 1: Rituale und Gewohnheiten

Rituale	Gewohnheiten
Wiederholung	Wiederholung
Achtsamkeit/Aufmerksamkeit/Konzentration	Im Nebenbei
Verbunden mit Symbolen	Keine Symbole

Rituale haben noch ein weiteres wichtiges Element: einen Rhythmus. Rhythmus ist ritualisierte Zeit. Die Geschichte von Frau B. zeigt, welche Bedeutung Rituale für das Leben von Menschen haben:

»Ich erinnere mich an die Sonntage meiner Kindheit in einem kleinen, bäuerlichen, katholischen Dorf. Die Leute in dem Dorf haben viel gearbeitet. Neben der Arbeit auf dem Feld gab es im Nachbardorf eine Fabrik. Oftmals haben die Leute dort gearbeitet und am Abend ihre Tiere versorgt: Ziegen gab's, Hühner und Schweine. Die einzige Unterbrechung dieses mühseligen Lebens war der Sonntag. Er wurde vorbereitet: Samstags wurde der Stall gemistet, das Haus wurde geputzt, die Straße gefegt, die Kinder gebadet. Die Frauen haben Kuchen gebacken und alles duftete nach Hefeteig. Als Kinder haben wir das genossen und ich glaube, unsere Eltern auch. Das

Schönste am Sonntag war ja der Samstagabend. Alles war frisch und sauber. Manchmal gab es schon ein Zuckerbrot und heißen Kakao. Am Sonntag gingen alle selbstverständlich in ihren Sonntagskleidern zur Kirche. Am Nachmittag kam dann die langweilige Zeit für uns Kinder: Draußen konnte man nicht mit den anderen spielen, weil Sonntag war. Ich glaube, für die Erwachsenen war es auch langweilig, sie hatten ja nichts anderes gelernt als zu arbeiten und arbeiten durfte man ja auch nicht, weil Sonntag war. So blieb uns nichts anderes übrig als auf den Montag zu warten.«

Als Frau B. jung war, lebte man in einer Welt mit gegliederten Zeiten. Wochen- und Sonntage unterschieden sich deutlich voneinander, hatten ihre eigenen Rhythmen. Diese Rhythmen sind wichtig für unser Leben und unsere Person, gerade in der heutigen Zeit. Sie machen uns kenntlich, geben uns eine Form. Durch diese Form zeigen wir auch eine Individualität.

In allen spirituellen Entwürfen hat man sich mit der Zeit und ihrem Wechsel beschäftigt. Es wird der Morgen und der Abend beachtet, der Rhythmus der Wochen, Monate und Jahre. (Wie wichtig das ist, kann man gut am Ende des Sommers bemerken, wenn die Supermärkte und Warenhäuser schon Dominosteine, Spekulatius und Marzipan anbieten. Das bringt unseren Rhythmus durcheinander, denn wir wollen noch die letzten Sommertage genießen und uns langsam auf den Herbst vorbereiten).

Diese Erfahrung, dass Wochen, Monate und Jahre wiederkommen, gibt uns die Gewissheit, dass die Zeit wiederkommt und wir keine Panik oder Lebensangst bekommen müssen. Dieser Rhythmus ist der Gegenstand von vielen öffentlichen Feiern: Weihnachten, Silvester, Kirmes, Fasching etc. Es sind soziale Vergewisserungen, dass das Leben weitergeht und dass wir Hoffnung haben dürfen.

Frau B.s Geschichte macht deutlich, dass der Sonntag ein ganz besonderer Tag war. Die Menschen sollten wenigstens an diesem Tag ruhen, in der Familie sein, sich hübsch anziehen, Kuchen essen, sich selber feiern. Sie entzogen sich damit auch dem Funktionieren, ohne sich dessen bewusst zu sein. Die Zeit, die Kräfte der Menschen und der Tiere lagen brach. Es ging einmal nicht um Profit. Im Gegenteil: Sie beteten und sangen in der Kirche, hörten Geschichten, die ihnen Hoffnung gaben. »Welche Humanität –

zu singen, zu hören, zu beten, zu ruhen und sich der Gewöhnlichkeit des Alltags zu verweigern.« schreibt Fulbert Steffensky in seinem schönen Buch »Das Haus, das die Träume verwaltet«.[28]

In der Nähe meiner Straße, in der ich wohne, wirbt eine Tankstelle: »24 Stunden am Tag geöffnet, sieben Tage in der Woche.« Das ist nicht neu. Wir wissen es längst, wir können per Mausklick 24 Stunden am Tag einkaufen, Reisen buchen, am Leben anderer teilhaben. »Wir brauchen aber außer Produktion und Reproduktion auch noch andere Zeiten. Zeiten, um zu ruhen; Zeiten, um zu schlafen und auch zu träumen! Die Zeit ist zum Luxusgut geworden.«[29]

Meine Großmutter sagte stets: »Selbstgebackene Kuchen und selbstgemachte Gebete sind immer die besten.«[30] Ich würde heute diesen weisen Satz erweitern und sagen: selbstgemachte Rituale, die wir frei wählen können, sind die besten. Sie werden uns nicht aufgezwungen. Wenn wir es schaffen, unsere Rituale als Anker – oder als Teil unserer Heimat zu erfahren, dann haben wir viel geschafft.

4.2.7 Übung – Unterbrechungen des Alltags finden

- Woran haben Sie als Kind gemerkt, dass Sonntag ist?
- Was war gut daran?
- Was können Sie in die heutige Zeit übertragen und als Unterbrechung in Ihren Alltag einbauen?

Frau B. hat bei den Schwestern oft um ein Zuckerbrot gebeten. Leider ist es ihr verwehrt worden, weil sie Diabetes hatte. Aber sie hat durchgesetzt, dass ihr am Samstagabend die Haare gewaschen wurden. Damit hatte sie auch ihre Unterbrechung vom Alltag und konnte sich an ihren Kindheitserinnerungen erfreuen.

---

[28] Steffensky, F. (2009). Das Haus, das die Träume verwaltet. Würzburg: Echter, S. 103
[29] Ebd.
[30] Douglas, M. (1988). Reinheit und Gefährdung. Eine Studie zur Vorstellung von Verunreinigung und Tabu. Berlin: Reimer, S. 84

Ein Jegliches hat seine Zeit

Ein Jegliches hat seine Zeit,
und alles Vorhaben unter dem Himmel hat seine Stunde:
Geboren werden hat seine Zeit, Sterben hat seine Zeit;
Pflanzen hat seine Zeit, Ausreißen, was gepflanzt ist, hat seine Zeit;
Töten hat seine Zeit, Heilen hat seine Zeit;
Abbrechen hat seine Zeit, Bauen hat seine Zeit;
Weinen hat seine Zeit, Lachen hat seine Zeit;
Klagen hat seine Zeit, Tanzen hat seine Zeit;
Steine wegwerfen hat seine Zeit, Steine sammeln hat seine Zeit;

Prediger, 3, 1–13

4.3 Pflege bis 67? – Vom Sinn der Selbstpflege

Renate (58) arbeitet seit über 40 Jahren in der Pflege. »Eigentlich ganz gern«, sagt sie, »nur in letzter Zeit ist es mühselig geworden. Ich habe schon so viele Patienten erlebt, gepflegt und begleitet. Ich bin müde. Auch die neuen Mitarbeiter sind anders. Früher war das besser. Wenn man da mal einer einen schlechten Tag hatte, haben die anderen ihn aufgefangen. Heute muss man sich permanent allein durchschlagen. Früher haben wir mehr zusammengehalten. Da konnte man sich im Team noch gegenseitig motivieren. Heute treibt uns die Arbeit vor sich her, immer neue Anforderungen kommen auf uns zu. Wie soll ich das bloß bis 67 aushalten?«

Renate will eine Lösung für sich finden. »In der Altenpflege kann keiner bis über 60 arbeiten. Das habe ich noch nicht erlebt. Diesen permanenten Druck hält man nicht aus. Man muss immer wieder einspringen. Man kann seine Freizeit nicht planen. Das geht nicht auf Dauer. Die Belastungen sind echt zu groß. Da geht einem die Luft aus.«

So oder so ähnlich höre ich es von vielen Mitarbeiterinnen aus den Pflegeberufen. Die zunehmende Reduzierung der patientenbezogenen Zeiten und die unregelmäßigen Arbeitszeiten verderben die Freude am Beruf und verschütten den Sinn der Arbeit. Erschwerend kommt hinzu, dass gerade im

Pflegeberuf die Gefahr der Selbstüberforderung und Überidentifikation mit der Berufsrolle besteht.

Wir alle haben nur eine begrenzte Zahl von Möglichkeiten, auf Belastungen und Zeitdruck zu reagieren. Das ist übrigens kein neues Phänomen.

Zu wenig Zeit

»Von Morgen bis Abend kamen verschiedene Menschen zu Moses, um in Streitfällen nach dem Gesetz Gottes zu fragen. Sein Schwiegervater sagte zu ihm: »So richtest du dich selbst zugrunde und auch das Volk, das bei dir ist. Das ist zu schwer für dich; allein kannst du das nicht bewältigen. Suche dir Männer, die dem Volk jederzeit als Richter zur Verfügung stehen.« (2. Mose 18,18)

Der heilige Bernhard von Clairvaux (1090–1153) schrieb an Papst Eugen III, seinen ehemaligen Ordensbruder, er möge sich von Zeit zu Zeit seinen Beschäftigungen entziehen, um nicht an einem Punkt zu landen, »wo das Herz hart wird«.

Ob Moses oder Papst Eugen – zu allen Zeiten brannten Menschen für ihre Arbeit, hatten Probleme damit, sich abzugrenzen und brauchten Hilfe. Die massive Zunahme des Arbeitsvolumens, der steigende Mangel an Zeit ist kein Symptom der heutigen Zeit. Er hat sich nur noch intensiviert – und ein Ende scheint nicht absehbar zu sein.

Doch der äußere Druck ist das eine. Wenn man Pflegekräfte fragt, was ihnen am meisten fehlt, dann ist es die Anerkennung. Fehlende Unterstützung, Anerkennung und Wertschätzung verstärken schon vorhandene psychische Erkrankungen. Das Gefühl der Ohnmacht bewegt viele Pflegekräfte dazu, frühzeitig aus ihrem Beruf auszuscheiden. Ein geringer Handlungsspielraum bei der eigenen Arbeit ist der bedeutsamste krankmachende Faktor in der Arbeit.

4.3.1 Unsere Grundbedürfnisse

Ganz bei sich zu sein, den Augenblick genießen, das tun, was man möchte. Das ist das, was die meisten als Glück empfinden. Heute nennt man das, wenn es auf die Arbeit bezogen ist, Flow. Mit aller Achtsamkeit bei einer Tätigkeit zu sein, ist ein Prozess, der uns mit uns selbst verbindet und uns innerlich auftanken lässt.

Psychologen haben herausgefunden, dass Menschen diesen Flow-Zustand in der Konzentration und Aufmerksamkeit auf eine ganz bestimmte Tätigkeit erleben. Sie befinden sich ganz im Augenblick, sind versunken in eine Herausforderung. Gedanken, Gefühle und Körperempfindung sind im Einklang. Die Aufmerksamkeit ist ganz zentriert. Menschen, die im Flow sind, gehen mit Hingabe einer Betätigung nach, die ihnen Freude bereitet. Eine Arbeit, die als Herausforderung erlebt wird, in die sie ihre ganze Kompetenz und ihr Können einbringt.

Dieser »Flow« der Seele ist das Fließen der Energie aus unserem inneren Kern heraus. Um das möglichst oft – auch bei der Arbeit – müssen wir etwas von den Grundbedürfnissen[31] des Menschen verstehen, die im Kindesalter beginnen. Neben dem Verlangen nach körperlicher Versorgung (Füttern und Waschen) verspürt jedes Neugeborene bald schon drei weitere Bedürfnisse: Zuwendung, Stimulation/Spannung und Zeitstruktur.
- Das Baby braucht Zuwendung. Es möchte gestreichelt, möchte liebgehabt werden, möchte im Arm von Papa oder Mama sein.
- Das Baby braucht Stimulation/Reize (Spannung). Es möchte beachtet werden. Es möchte unterhalten werden.
- Das Baby braucht eine Zeitstruktur, einen Rhythmus zwischen Schlafen, Wachsein, Füttern, Beschäftigung.

---

[31] Eric Berne, der Begründer der Transaktionsanalyse nennt diese Begrifflichkeiten bewusst »Hunger«, das sie für das Überleben eines Menschen auf der gleichen Ebene anzusiedeln sind wie der Hunger nach Nahrung und beantwortete damit die Frage nach der Motivation oder der Triebfeder unseres Tuns. Berne, E. (2007). Was sagen Sie, nachdem Sie »Guten Tag« gesagt haben? Die Psychologie des menschlichen Verhaltens. Frankfurt: Fischer TB, S. 38f. Vgl. auch Seifert, A. (1999). Jetzt pack ich's an. Stuttgart: dtv, S. 98–103

Im Erwachsenenleben sehen diese Bedürfnisse lediglich ein bisschen anders aus:

1. **Zuwendung (Gemeinschaftsgefühl, Kontakt, Anerkennung, Teamerfahrung)**
Wir wollen, dass man uns sieht. Wir möchten freundlich angelächelt werden. Wir wollen Wahrnehmung, Anerkennung und Kontakte zu anderen Menschen. Wir wollen, dass jemand um uns besorgt ist. Bestätigung von anderen – vor allem durch den Chef – ist uns genauso wichtig wie die eigene Wertschätzung: »Mensch, heute war ich aber schnell mit allem durch« – »Super, die Wunde habe ich gut versorgt ...«

2. **Stimulation**
Auch wir wollen Unterhaltung, möchten Neues lernen. Wir wollen etwas, das Spannung erzeugt. Etwas, was uns überrascht, uns Freude bereitet, uns zum Lachen bringt. Mit der ganzen Aufmerksamkeit bei einer Tätigkeit zu sein, verbindet uns mit uns selbst. Die ganze Konzentration liegt auf dem Tun.

3. **(Zeit-) Struktur**
Wir brauchen eine zeitliche Struktur der Tage, Monate, Jahre. Auch wenn die Sehnsucht im Urlaub groß ist, endlich mal nicht nach der Uhr zu leben, brauchen wir ein Mindestmaß an Struktur. Wir wollen wiederkehrende Muster, aber auch Wechsel.

4.3.2 Spirituelle Ressource: Das konzentrierte Tun

Erst wenn unsere Grundbedürfnisse erfüllt sind, wird es uns gut gehen. Viele Menschen haben allerdings mit dem Grundbedürfnis nach »Stimulation« Probleme.

Durch die vielen Zerstreuungen, die der Alltag bietet, wird es immer schwieriger, sich zu konzentrieren. Wenn wir uns ganz konzentriert einer Sache widmen, verhindert unser Gehirn, dass störende Reize unser Bewusstsein erreichen. Zu den störenden Reizen gehören auch Grübeleien und Sorgen. Das Gehirn hat beim konzentrierten Tun schlichtweg keine Kapazitäten mehr frei Störungen. Durch das konzentrierte Tun werden unsere spirituellen Kräfte gebündelt. Wir verbinden uns mit unserer Mitte.

Konzentration bedeutet, dass wir mit unserer ganzen Aufmerksamkeit bei einer Sache sind. All unsere Kräfte richten sich gebündelt auf diese Tätigkeit. Um diese Konzentration spirituell zu nutzen, sind vor allem drei Punkte wichtig:

1. Je mehr wir uns konzentrieren, desto mehr treten unsere Probleme in den Hintergrund. Wir geraten in einen Zustand der Selbstvergessenheit. Dadurch kann sich unsere Seele stärken.
2. Unsere Seele arbeitet in der Gegenwart. Durch unser Tun sind wir im Hier und Jetzt. Unsere Gedanken schweifen nicht in die Vergangenheit oder in die Zukunft. Das ist auch das Ziel beim Meditieren.
3. Die Leistung strengt uns nicht an, sondern entsteht fast wie von allein – von innen heraus. Es ist so, als würde sich eine Kraft entfalten, die wir nicht fassen können, aber die tief aus unserem Inneren kommt.

Diese Konzentration können wir fast bei jeder Tätigkeit entfalten und als Ressource nutzen. Ob Sie gerade jemanden waschen oder eine Wunde versorgen; ob Sie die Pflegeplanung ausfüllen oder eine Anamnese erheben – solange Sie voll und ganz in dieser Tätigkeit aufgehen, sind Sie im konzentrierten Tun und geben Ihrer Seele gleichzeitig den nötigen Raum, um sich zu erholen.

4.3.3 Übung – Was bereitet Ihnen wirklich Freude?

- Was tun Sie richtig gern?
- Wann haben Sie das letzte Mal diese Tätigkeit konzentriert verfolgt und dabei die Zeit vergessen?
- Können Sie diese Tätigkeit in Ihren Alltag einbauen oder ist sie sogar Teil Ihres Alltags?
- Wenn es Ihr Hobby ist: Nehmen Sie sich dafür ausreichend und regelmäßig Zeit?

Wohlgemerkt: Es geht nicht darum, was Sie tun, sondern, wie Sie es tun.

Renate hat mittlerweile ihr »Projekt« gefunden. Sie hat gemerkt, dass sie sich gern um die jungen Auszubildenden kümmert. Es macht ihr Freude, den jungen Pflegekräften etwas beizubringen und sie genießt es auch, etwas Neues zu lernen. Renate hat eine Fortbildung zur Praxisanleiterin absolviert und angeregt, dass in ihrer Einrichtung in altersgemischten Teams gearbeitet wird. So kann sie ihre langjährigen Erfahrungen weitergeben, aber zugleich auch Arbeiten, die sie jetzt schwerer belasten, auf jüngere Schultern legen. Eine weitere Idee von Renate stieß zunächst auf Erstaunen. Renate liebt es, an Preisausschreiben teilzunehmen. Da lag die Idee einer »Tombola« nahe. Bei jeder Teambesprechung lässt Renate nun Lose ziehen. Nieten gibt es dabei nicht, sondern höchst interessante »Gewinne«:
- Einen Monat lang nur die Lieblingstour fahren.
- Herausfinden, welche Fortbildung angeboten werden soll.
- Einen Kuchen fürs Team backen.
- Einen Tag bewusst freundlich sein.
- Ein Fallgespräch vorbereiten und moderieren.
- Eine Überraschung für eine Patientin planen, die immer traurig ist.
- Ideen sammeln, wie man einen Bewohner zum Duschen überreden kann.
- Einem Eiswürfel beim Schmelzen zusehen …

Renates Engagement übertrug sich bald auf die Mitarbeiter. Dadurch bekam Renate auch eine gehörige Portion Anerkennung. Nicht, dass es jemand gesagt hätte – sie merkte aber, dass die Mitarbeiter neugierig wurden und aufgeregt: »Na, was sie sich wohl heute wieder ausgedacht hat.« – »Mal sehen, was ich ziehe.«

Ausweg aus dem Leben

Wie lässt sich ein Ausweg aus einem Leben finden, das einen nicht erfüllt? Ist das Leben eines Menschen unerfüllt, sucht er nach einem Ausweg. Wo sind aber das Glück und die Liebe? Wo ist der Weg, der zum Glücklich sein führt, zu finden? Man braucht dazu weder Lehrbuch, Schriften oder Religionen, genauso wenig wie einen Guru oder primitive Rituale. Was wichtig ist, sind die eigenen fünf Sinne. Nimm deinen Körper und deinen Geist. Das ist alles, was du benötigst. In ihnen wirst du alles Notwendige finden, verbunden mit den Fähigkeiten, die Gott dir gegeben hat.*

* Mello, A. de (1999). Gib Deiner Seele Zeit. Freiburg: Herder, S. 117

4.4 Mein Körper – mehr als nur ein Arbeitsgerät

4.4.1 Sandra funktioniert

Sandra fährt nach Hause. Es ist 14.00 Uhr. Ihr Rücken schmerzt und sie ist müde. Die Kopfschmerzen fangen wieder an. In letzter Zeit hat sie auch ständig Magenschmerzen. »Gleich schnell einen Kaffee trinken«, denkt sie, »bevor ich die Kinder abhole. Ach, ich hab' versprochen, das Rezept bei Dr. Müller vorbeizubringen, das schaffe ich noch vorher.«

Am Bahnübergang muss sie stehen bleiben. Während Sie auf den Zug wartet, lässt sie ihre Gedanken schweifen. Ihr inneres Kino zeigt unterschiedliche Filme an unterschiedlichen Schauplätze: Heute Morgen der schwere Dienst, viele Kollegen krank. Dann ihr Vater, schon sechs Wochen im Krankenhaus. Eine Zeit des Bangens und Hoffens. Die Mutter, die unterstützt werden muss. Dann der Onkel ihres Mannes. Lungenkrebs, immer wieder neue Therapien. Die Tochter, die sich gerade auf das Abitur vorbereitet und sich immer noch nicht um den Praktikumsplatz gekümmert hat. Die Tante, die in diesem Frühling 80 wird.

Die Liste ist lang. Sandras Akku ist häufig im Minusbereich, ihre Grenze spürt sie mittlerweile fast täglich. Sie kann nicht mehr genießen, der Urlaub ist noch lange hin.

Sandra hat das Gefühl, ständig auf dem Sprung zu sein: »Wo werde ich als nächstes gebraucht?« Selbst wenn sie Urlaub hat, muss sie ständig grübeln und kann sich nicht richtig erholen. Es dauert immer länger, bis sich die Anspannung löst. Nach dem Urlaub ist sie nicht wirklich erholt – zwar ein bisschen gestärkt für die erneuten Anforderungen, das ist aber schnell vorbei. Die Grenze ist wieder erreicht. Sandra stellt sich immer häufiger die Frage: »Wo ist die Grenze zwischen Verantwortung und Selbstfürsorge?« Sie ist einfach müde. Nach 30 Jahren als Krankenschwester plus Familie – eigentlich kein Wunder. Sie seufzt auf, als endlich der Zug kommt und die Schranke wieder aufgeht. »Schluss mit den trüben Gedanken – weiter geht's«, denkt sie.

Sandra funktioniert und ihr Körper auch. Er schickt ihr aber fortwährend Symptome: Rückenschmerzen, Kopfschmerzen, Müdigkeit, Magenschmerzen. Vielleicht muss er noch schwerere Geschütze auffahren, sich noch deutlicher melden, ehe Sandra zur Besinnung kommt. Sandra nimmt ihren Körper nicht ernst. Sie funktioniert – trotz allem.

»Unser Körper ist viel klüger als wir. Er versucht alles, was wir ihm antun, auszugleichen«, sagt Dr. Jörn Klasen, Leiter des Zentrums für individuelle Ganzheitsmedizin in Rissen, Hamburg, »sonst wären wir nicht trotz allem so gesund. Wir führen ein hektisches, arrhythmisches Leben – unser Körper gleicht das durch den Rhythmus seiner Körperfunktionen immer wieder aus. Nur wenn wir ihn zu lange einseitig belasten, können seine Ausgleichmaßnahmen ein Eigenleben entwickeln und damit schaden.«[32]

Wie lange hält Sandra noch die einseitige Belastung aus? Aus der Burn-out-Forschung wissen wir, dass nicht das Alter zermürbend ist, sondern endlose Wiederholungen über eine lange Zeit. Wenn sich sozusagen der »Flow« abgenutzt hat.

Auch die Gedanken haben Auswirkungen auf unseren Körper: Der Gedanke an einen Tag am Meer fühlt sich besser an als der Gedanke an den nächsten Montagmorgen.

Versuchen Sie einmal, folgende Gefühle nachzuempfinden:
- Ohnmächtigkeit
- Angst
- Wut
- Lachen

Sie werden erkennen und fühlen können, dass sich alles in Ihrem Körper verändert – je nachdem, was Sie denken. Selbst Ihre Haltung wird sich verändern, wenn Sie einmal an ein fröhliches Erlebnis denken oder an etwas, was Ihnen Angst macht.

---

[32] Klasen, J. (2014). So schlau ist Ihr Körper. In: Brigitte Spezial Gesundheit. Hamburg, S. 36

Unsere Gedanken haben erheblichen Einfluss auf unsere körperlichen Empfindungen, auf unser Wohlbefinden. Tatsächlich ist es von großer Bedeutung, dass wir unsere Gedanken kontrollieren können. Das aber ist sehr schwierig und deshalb ist es nun wichtig, die innere Ruhe zu erlangen, die uns diese Kontrolle überhaupt erst ermöglicht.

4.4.2 Spirituelle Ressource: Atmen

Ein Gefühl für den Körper und die Signale, die er uns sendet, zu empfinden, ist der Anfang von Erholung. Für den Anfang bieten sich daher Atemübungen an. »Die Aufmerksamkeit auf den Atemstrom ist vielleicht die am meisten verbreitete Methode in vielen spirituellen Richtungen.«[33] Denn der Atem ist Ausdruck des Lebens in uns. Wenn wir regelmäßig im Alltag unseren Atem beobachten, wird es wieder leichter, auf den Körper zu hören. Es bedarf Übung, den Atem überhaupt wahrzunehmen. Wir müssen es uns wieder angewöhnen, während des Tages innezuhalten und bewusst ein- und auszuatmen. Setzen Sie sich dafür Anker, Erinnerungsstützen:

Achten Sie auf Ihren Atem,
- bevor Sie einen Schluck trinken;
- wenn Sie sich für den Dienst umziehen;
- bevor Sie zum ersten Patienten des Tages gehen;
- bevor Sie in ein Kollegengespräch gehen

4.4.3 Übung – eine Unze Praxis

Frei nach Swami Sivananda, einem bekannten Meditationsmeister: »Ein Unze Praxis ist besser, als eine Tonne Theorie«[34]:

Kleine Anleitung zur Atemübung:
- Halten Sie inne. Wo spüren Sie den Atem?
- Im Brustraum, im Bereich der Nase, im Bauch?

---

[33] Thich Nhat Hanh (2011). Jeden Augenblick genießen. Freiburg: Herder, S. 23 f.
[34] Schumacher, E.F. (1973). Small is Beautyful: A Study of Economics as if People Mattered. Blond & Briggs

- Verfolgen Sie den Atem Schritt für Schritt ab dem Eingang bei den Nasenflügeln, durch die Nasenhöhlen und den Rachen nach innen und unten …
- Welche Temperatur besitzt er? Warm, Kalt, Heiß, Lau?
- Welche Farbe hat er? Blau, weiß, grau, farblos?
- Ist das Einatmen kurz oder lang? Verändert es sich, wenn Sie es beobachten?
- Gibt es eine Pause zwischen Ein- und Ausatmen?

Sie können auch eine Hand auf Ihren Bauch legen, um den Atem leichter zu spüren. Entscheidend ist, dass Sie Ihren Atem überhaupt bewusst wahrnehmen. Lächeln Sie ihrem Atem zu!

Überlegen Sie sich, wann Sie während des Tages inne halten können, um bewusst zu atmen.
- Am Computer?
- Beim Medikamentenstellen?
- Beim Wäschesortieren?

Eine Unterstützung beim bewussten Atmen können diese Sätze sein:
- Ich atme ein und ich weiß, dass ich einatme.
- Ich atme aus und ich weiß, dass ich ausatme.

Probieren Sie es jetzt gleich aus – atmen Sie bewusst.
- Wie war es? Was haben Sie in Ihrem Körper gespürt?
- Was hat sich verändert?

Speziell dem Ausatmen und der kleinen Pause nach dem Ausatmen die Aufmerksamkeit zu schenken, hilft dabei, sich körperlich zu beruhigen. Die Lenkung der Aufmerksamkeit auf den Körper hilft zudem, belastende Gedankenketten zu unterbrechen und mit der Fokussierung auf Ruhe körperlich und psychisch umzuschalten.

Atemübungen und Meditation sind praktische Übungen, die uns dabei helfen, uns zu zentrieren. Wenn wir bewusst atmen, denken wir nicht. Daher wirken diese Praktiken so erholsam. Gedanken lösen sich auf – natürlich

nur nach entsprechender Übung. Unsere Lebensenergie ist dann ungefiltert da, und wir sind in der Gegenwart.
- Wenn wir bewusst atmen, dann knüpfen wir an unser Inneres an, es gibt dann kein »Außen« mehr, das unsere Konzentration und Aufmerksamkeit braucht.
- Atmen verbindet uns mit unserer Lebensenergie.
- Wenn wir uns auf die Atmung konzentrieren, sind wir im Hier und Jetzt. Nicht in der Vergangenheit (»Meine Güte, war das eine Woche …«) und auch nicht in der Zukunft (»Der 80. Geburtstag von Tante Frieda, was muss ich noch alles tun?!«)

Um eine Meditation zu beginnen, ist es ideal, die Übung »Breathing-Space« (Atemraum) durchzuführen, die nur drei Minuten dauert. »Ursprünglich wurde diese Übung als Rückfallprophylaxe für depressive Patienten entwickelt, um Phasen negativen Grübelns zu unterbrechen.«[35] Sie sorgt dafür, dass sich der Herzschlag beruhigt und der Stresspegel schneller herunterfährt.

Schritt 1: Gewahrsein
Nehmen Sie zunächst kurz alle Gedanken, Gefühle und Körperempfindungen wahr, die Sie gerade durchströmen.

Schritt 2: Sammlung
Beobachten Sie Ihren Atem, und versuchen Sie, sich nur auf diesen Augenblick, nur aufs Ein- und Ausatmen zu konzentrieren.

Schritt 3: Ausdehnen
Wenden Sie Ihre Aufmerksamkeit bewusst Ihrem Körper zu und nehmen Sie ihn als Ganzes wahr.
Wann und wo können Sie diese drei Minuten einbauen?

Atmen und die Übung des Breathing-Space sind zwei Möglichkeiten, sich zu entspannen. Für den Anfang ist es wichtig, dass Sie sich erlauben, sich zu entspannen und diese Übungen in Ihrem Tagesablauf einzuplanen. Menschen, die den ganzen Tag auf den Beinen waren und körperlich gearbei-

---
[35] Ott, U. (2010). Meditation für Skeptiker. München: Barth, S. 59ff

tet haben, wie es in der Pflege der Fall ist, können oft nicht so schnell ihr Augenmerk auf den eigenen Körper richten. Aber auch wenn Fernsehabende anregend und unterhaltsam sind, machen wir immer wieder die Erfahrung, dass wir hinterher nicht wirklich entspannt sind. Das Gegenteil ist oft der Fall: Wir fühlen uns noch ausgelaugter und erschöpfter. Wenn Sie noch nicht die Motivation haben, mit dem Atmen oder der Meditation anzufangen, legen Sie mit anderen wirksamen Entspannungsmöglichkeiten los: einem heißen Bad, einer Massage.

Wer körperlich entspannt, tut seinem Körper Gutes und das wirkt sich wiederum förderlich auf das Seelenheil aus. Münchhausen[36] fasst unter Berufung auf den Sportmediziner Müller-Wohlfahrt, folgende Nutzen von Entspannungsübungen zusammen:
- Die Grundspannung in den Muskeln nimmt ab.
- Der Milchsäurespiegel, ein Nebenprodukt bei angstbedingter Muskelverspannung, fällt rasch ab.
- Der Atem wird ruhiger und regelmäßiger.
- Der Organismus braucht weniger Sauerstoff.
- Die Pulsfrequenz wird langsamer.
- Der Blutdruck sinkt.
- Die Verdauungstätigkeit wird aktiviert.
- Die Hirnstromkurve zeigt eine Zunahme der langsamen Alpha-Wellen.

Wir können »unseren Körper, den wir im angespannten Zustand kaum noch wahrnehmen, bewusster spüren, bei uns selbst ankommen und auch innerlich entspannen und regenerieren.«[37]

---

[36] Münchhausen, M. (2006). Wo die Seele auftankt. München: Goldmann, S. 92
[37] Ebd.

Vom Sinn der Langsamkeit

Als der Meister gefragt wurde, ob es ihn nicht entmutige, dass all seine Mühe kaum Früchte trage, erzählte er die Geschichte einer Schnecke, die in einem kalten, stürmischen Tag im späten Frühjahr aufbrach, um den Stamm eines Kirschbaums emporzuklettern.

Die Spatzen auf dem Nachbarbaum lachten über ihr Unterfangen. Da flog ein Spatz auf die Schnecke zu und piepste sie an: »He, du Dummkopf, siehst du nicht, dass auf dem Baum keine Kirschen sind?«

Der Winzling ließ sich nicht aufhalten und sagte: »Macht nichts, bis ich oben bin, sind welche dran.«*

* Mello, A. de 1999, S. 117

4.5 Freizeit, Familie, Beruf – Darf's ein bisschen mehr sein?

4.5.1 Inge sagt immer »Ja«

Inge geht es schlecht. »Ich kann einfach nicht ›Nein‹ sagen«, klagt sie. »Obwohl ich eigentlich Ruhe brauche, springe ich ein, wenn auf Station jemand ausfällt. Und auch zu Hause bin ich ständig für alle da. Multitasking ist zwar nicht mehr modern, aber bei mir scheint es noch nicht angekommen zu sein«, denkt sie häufig, wenn sie wieder einmal versucht, alle Termine unter einen Hut zu bekommen. Sie hat sich in den Betriebsrat wählen lassen und sich auch bereit erklärt, die diesjährige Weihnachtsfeier in ihrer Einrichtung mitzugestalten.

Möglichst stressfrei arbeiten, möglichst viel Zeit mit Partner und Kindern verbringen, möglichst viel Sport treiben, möglichst auch noch Freunde und Freizeitinteressen dabei nicht vernachlässigen, es möglichst vielen Patienten recht machen und eine nette Kollegin sein – Gehören Sie auch zu den Menschen, die versuchen, alle Ziele unter einen Hut zu bringen? Dann wissen Sie, wie es sich anfühlt, wenn sehr gegensätzliche Interessen aufeinandertreffen. Die Balance zwischen Freizeit, Familie und Beruf entpuppt sich schnell als eine Wanderung auf einem sehr schmalen Grat.

Das Schlimme ist: Wir fühlen uns schuldig, wenn uns irgendwann die Sicherungen rausfliegen. Oder noch schlimmer: Andere reden es uns ein! Dabei ist es kein Wunder, dass wir von Beruf, Familie und Freizeit überfordert sind. Unsere Welt ist unübersichtlich geworden und unsere Wahlmöglichkeiten grenzenlos.

Überforderung kann viele Gründe haben. Einen aber bestimmt: Überforderte Menschen haben ihre Grenze nicht erkannt. Sie leben über ihre Verhältnisse und merken zu spät, dass sie ihr inneres Maß verloren haben.

Viele Menschen leben ihr Leben eingeklemmt zwischen Kindererziehung, Freizeitstress und Beruf mit all seinen Nebenwirkungen. Als wenn das noch nicht reichen würde, kommt für viele Frauen noch der Stress dazu, sich um Angehörige zu kümmern. Die Eltern werden krank oder brauchen Hilfe und es sind vor allem die Frauen, die sich dann besonders engagieren.

Allerdings gibt es auch Dinge, die unvermeidbar sind und uns erschöpfen, wie zum Beispiel die Schlaflosigkeit nach der Geburt eines Babys. Und es gibt Dinge, die wir vielleicht einfach lassen würden, wenn wir nicht so perfektionistisch wären: sich noch ums Haus der Nachbarn kümmern, wenn die in Urlaub sind etc. Gut wäre es aber, sich manchmal zurückziehen, nicht alles zu können und schon gar nicht in kürzester Zeit. Das wissen wir, tun es aber trotzdem nicht. Wir alle haben Stimmen in uns, die genau das verhindern. Sie sind es, die uns tagtäglich unter Druck setzen und uns unsere Lebensenergie rauben.

4.5.2 Von Antreibern und Erlaubern

Jeder Stress wird durch innere und äußere Faktoren ausgelöst: Zeitdruck, Überforderung, zu viele (womöglich einander widersprechende) Anforderungen und Widrigkeiten sind äußere Faktoren. Hinzu kommen unsere Einstellungen, unsere inneren Glaubenssätze, die eine entscheidende Rolle bei der Entstehung von Stress spielen. Wer sich selbst unter Druck setzt, es möglichst allen recht zu machen oder ständig Höchstleistungen von sich verlangt, kann Stress begünstigen. Er verliert das rechte Maß.

Offensichtlich fällt es den meisten von uns schwer, das rechte Maß zu finden und zu halten. Dafür gibt es viele Gründe. Manchmal finden wir andere perfekter; fühlen uns weniger wahrgenommen und geschätzt; halten uns für langsam oder scheitern dabei, es allen recht zu machen. Diese inneren Gefühle, die sich zuweilen durchaus als Stimmen äußern, werden als Antreiber bezeichnet.

Der Name »Antreiber« weist daraufhin, dass wir ihren »Äußerungen« nahezu zwanghaft folgen. Wir erliegen der Illusion, dass wir wieder ok sind, wenn wir nur das Richtige tun. Doch das Versprechen der Antreiber bleibt letztlich unerfüllt. Antreiber lösen weder das »Nicht-OK-Gefühl« noch das damit verbundene Problem. Sie verstärken es nur. Sie versprechen Erfolg und Selbstbestätigung – halten es aber nicht ein.

Ich stelle Ihnen im Folgenden die »Antreiber« der Reihe nach vor und gebe Hinweise, wie Sie am besten mit ihnen umgehen können. Zu jedem »Antreiber« gibt es einen inneren Gegenspieler, meist »Erlauber« genannt (wir könnten auch vom liebevollen Beobachter oder Begleiter sprechen – suchen Sie sich einfach aus, was Ihnen am besten gefällt). Die Stimme des Erlaubers ist genauso in Ihnen vorhanden wie die des Antreibers – nur leider oft ziemlich leise, manchmal sogar fast unhörbar, weil der »Antreiber« so laut und polternd geworden ist, dass er den Erlauber übertönt. Ihre Aufgabe besteht darin, Ihrem »Erlauber« wieder mehr Gehör zu verschaffen und Ihrem Antreiber gleichzeitig ein bisschen von seiner überwältigenden Präsenz zu entziehen.

Die Antreiber und ihre Erlauber

Antreiber: Sei perfekt!
Das ist der Antreiber für alle, die sich nie gut genug sind. Alles kann man besser machen, nichts macht sie zufrieden. Sei perfekt-Menschen können schlecht loslassen, weil es sein könnte, dass sie damit einen Fehler machen.

Erlauber: Mach doch mal einen Fehler!
Geben Sie sich die Erlaubnis, Fehler zu machen und nicht perfekt zu sein. Versuchen Sie es tatsächlich absichtlich. Schicken Sie z. B. bewusst eine Mail mit Fehlern los. Sie werden merken, dass das keiner merkt (weil es

nicht wichtig ist). Freuen Sie sich darüber, dass jemand sagt »Gut gemacht« (obwohl Sie eigentlich ein »einzigartig« hören wollten). Akzeptieren Sie die Tatsache, dass Sie vielleicht beruflich nur im Mittelfeld liegen.

Antreiber: Streng dich an!
Das ist der Antreiber für alle, denen es nie zu schwer sein kann. Man könnte auch sagen, »die totale Herausforderung«. Diese Menschen arbeiten verbissen daran, klüger, intelligenter, härter zu sein als andere! Nichts darf ihnen leicht fallen, denn dann ist es nichts wert.

Erlauber: Lass mal locker!
Erledigen Sie Aufgaben doch einmal mit Leichtigkeit. Sie müssen nicht immer ackern – Es reicht, wenn Sie zwei Mal im Monat in Dienst einspringen. Sie müssen auch nicht immer mehr und mehr lernen: Ihr Kompetenzniveau reicht wahrscheinlich auch so schon aus. Und wenn nicht? Dann nehmen Sie doch einmal wahr, was Sie bereits alles mit diesem »geringen« Kompetenzniveau leisten.

Antreiber: Beeil dich!
Die besonders Aktiven finden sich hier wieder: schnell, schneller, auch wenn zur Eile gar kein Anlass besteht. Alles muss sofort erledigt werden, nichts kann warten.

Erlauber: Lass dir Zeit!
Lassen Sie sich bewusst Zeit. Hinterfragen Sie doch mal Ihre Eile. Sagen Sie sich bewusst: »Was löst dieses Gefühl in mir aus, ich müsste ausgerechnet JETZT ins Büro fahren und etwas erledigen? Mach doch lieber einen Spaziergang.« Oder: »Wieso muss ich das ausgerechnet HEUTE fertig machen? Morgen habe ich doch auch reichlich Zeit.« Setzen Sie Prioritäten: bei Ihrer Arbeit, in Ihrer Familie und erledigen Sie die Dinge nach Ihrer Priorität.

Antreiber: Sei stark!
Das ist ein Antreiber, der bei sehr sachorientierten Menschen besonders ausgeprägt ist. Sie wollen keine Gefühle zeigen. Sie lassen sich möglichst nie gehen. Selbst in kritischen Situationen funktionieren sie scheinbar emotionslos.

Erlauber: Du darfst auch mal schwach sein!
Gestatten Sie sich ab und zu den Luxus, eine Schwäche zu zeigen. Erst Schwächen machen uns sympathisch, weil sie so menschlich sind. Wir müssen nicht immer funktionieren. Wir können auch einmal um Hilfe bitten.

Antreiber: Mach es allen anderen recht!
Dieser Antreiber steckt in vielen Frauen. Hinter ihm steckt auch: Du bist nicht wichtig, aber die anderen sind es. Eine (übertriebene) Fürsorge für die Familie, die Kollegen, die Angehörigen, hat hier oft ihre Ursache.

Erlauber: Tun Sie, was SIE wollen!
Finden Sie heraus, was SIE wollen. Artikulieren Sie Ihre Bedürfnisse und setzen Sie sie in die Tat um. Denken Sie an sich.

Es sei an dieser Stelle noch einmal ganz deutlich gesagt: Die inneren Antreiber sind wichtige Helfer für uns. Hätten wir sie nicht, würden wir wahrscheinlich eher teilnahmslos in der Ecke sitzen und gar nichts machen. Die Antreiber sind wichtig. Sie stellen nur dann ein Problem dar, wenn sie ungehemmt und unreflektiert über uns herrschen. Dann können sie uns eine Menge Stress verursachen und uns sehr unglücklich machen. Es geht also keinesfalls darum, die Antreiber aus unserem Leben völlig zu verbannen. Das wäre fatal! Aber wir müssen sie daran hindern, die Zügel völlig an sich zu reißen. Jeder dieser Antreiber kann uns (in Maßen) ein sehr guter Diener sein – aber jeder übermächtige Antreiber ist ein schlechter Herr!

Wenn Sie sich nicht sicher sind, welches Antreiberverhalten zu Ihnen gehört, machen Sie den nachfolgenden Test. Normalerweise haben wir einen oder zwei Hauptantreiber, die anderen spielen eher eine untergeordnete Rolle.

Tabelle 2: Der Antreibertest:[38]

Aussagen, die auf mich zutreffen.	1	2	3	4	5
1. Es ist mir wichtig, was meine Kollegen von mir denken					
2. Wenn ich mit der Pflege fertig bin, gibt es immer noch etwas zu verbessern.					
3. Zeit ist Geld.					
4. Ich komme gut alleine zurecht.					
5. Erfolge muss man sich hart erkämpfen.					
6. Wenn ich etwas anfange, bringe ich es auch zuende.					
7. Ich arbeite gründlich und fehlerfrei, sonst brauche ich gar nicht in die Pflege zu gehen.					
8. Ich versuche herauszufinden, was man von mir erwartet. Meistens richte ich mich danach.					
9. Es fällt mir schwer Gefühle zu zeigen.					
10. Nur nicht locker lassen, ist meine Devise.					
11. Es fällt mir schwer, „Nein" zu sagen.					
12. Ich sage oft: „ich muss nur noch schnell ...					
13. Ich bemühe mich sehr, diplomatisch zu sein und verschiedene Meinungen abzuwägen.					
14. Ich mache viele Dinge gleichzeitig.					
15. Ich spreche sehr genau und bemühe mich alles präzise zu beschreiben.					
16. Ich vertraue wenigen Menschen.					
17. Ich könnte viele Dinge noch viel besser erledigen.					
18. Oft habe ich das Gefühl, dass ich nicht schaffe, was ich mir vorgenommen habe.					
19. Ich unterbreche andere oft, wenn sie weitschweifig erzählen.					
20. Ich delegiere nicht gerne. Besser man macht alles alleine.					
21. Mich regen Leute und Kollegen auf, die so langsam sind.					
22. Wie es in mir drin aussieht, geht keinen was an.					

---

[38] Angelehnt an: Kälin, K. & Müri,P.(2005), Sich und andere führen: Psychologie für Führungskräfte und Mitarbeiter.

Aussagen, die auf mich zutreffen.	1	2	3	4	5
23. Beim Zuhören nicke ich oft und neige den Kopf leicht zur Seite.					
24. Ich bin nicht gut darin, einfach mal nur in den Tag hineinzuleben.					
25. Aufgaben, die Präzision verlangen machen mir Spass.					
26. Ich fühle mich dafür verantwortlich, dass es anderen gut geht.					
27. Ich löse meine Probleme selbst.					
28. Es fällt mir schwer, andere Leute zu kritisieren.					
29. Aufgaben erledige ich möglichst rasch.					
30. Leute, die nicht genau arbeiten, strengen mich an.					
31. Ich kümmere mich am liebsten persönlich um alles.					
32. So schnell haut mich nichts um.					
33. Im Umgang mit anderen bin ich oft distanziert.					
34. Erfolge fallen nicht vom Himmel, man muss sie hart erarbeiten.					
35. Dumme Fehler nerven mich.					
36. Beim Erklären von Sachverhalten verwende ich gerne die klare Aufzählung: eins ... zwei ... drei ...					
37. Ich bin sehr ungeduldig.					
38. Ich habe eine harte Schale, aber einen weichen Kern.					
39. Ich stelle meine Bedürfnisse oft zurück.					
40. Ich strenge mich an, um meine Ziele zu erreichen.					

Auswertung:
Übertragen Sie die Zahlenwerte für jede Frage in folgende Tabelle. Zählen Sie Zahlenwerte für jeden Antreiber zusammen. Der Antreiber mit dem höchsten Zahlenwert ist ihr Hauptantreiber.

Antreiber:	Fragenummer:	Summe:
Mach's recht!	1,8,11,13,23,26 28,39	
Streng dich an!	5,6,10,18,24 ,27,31,40	
Sei stark!	4,9,16,20,22,32,33,38	
Beeil dich!	3,12,14,19,21,29,34,37	
Sei Perfekt!	2,7,15,17,25,30,35,36	

- Welches Antreiberverhalten haben Sie vermutlich?
- In welchen typischen Situationen wird es ausgelöst? (Denken Sie an eine letzte Stresssituation, als Sie etwas taten, was Sie eigentlich nicht wollten.)
- Welche Erlaubnis können Sie sich geben?

4.5.3 Spirituelle Ressource: sich selbst die Erlaubnis geben

Im kirchlich geprägten Mittelalter – und auch heute noch manchmal im streng-kirchlichen Kontext – gab es das ständige Bemühen, den eigenen Fehlhaltungen (Sünde) zu entkommen und gute Haltungen (Tugenden) einzuüben. Der Mensch ist schlecht und muss verbessert werden. Diese Sprache und Herangehensweise wird zu Recht heute kaum noch verstanden.

Viel verständlicher und doch auf das Gleiche abzielend sind die Ansätze der Transaktionsanalyse. Der Mensch hat einiges auf seinem Lebensweg mitgenommen, was ihn immer wieder dazu verleitet, sein Leben auf eine bestimmte Weise zu gestalten. Der amerikanische Transaktionsanalytiker Taibi Kahler hat die fünf Antreiber definiert, die Sie gerade kennengelernt haben. Die Antreiber sind nicht in »Stein gemeißelt«, daher werden sie oft als »Antreiberverhalten« bezeichnet. Das soll zum Ausdruck bringen, dass man sich aus dieser Umklammerung befreien kann – durch eigene Neuinterpretationen. Durch Erlaubnisse, die man sich selbst setzt, ist es möglich, sich wieder wohler und selbstbestimmter zu fühlen.

Es geht nicht darum, das Böse zu überwinden und das Gute einzuüben. Vielmehr steht die Selbsterkenntnis im Vordergrund: »Warum tue ich eigentlich Dinge, die ich nicht will?« Achtsames und wertschätzendes Hinschauen auf die eigenen Möglichkeiten verhindern dieses fremdgesteuerte Verhalten. Das können wir durch Erlaubnisarbeit erreichen.

Erlaubnisarbeit

Diese »Erlaubnis« ist das Beachten, Zulassen und Schützen der Kräfte, die wir zur Entfaltung unsere Persönlichkeit benötigen. Die Entwicklung eines akzeptierenden Blickes auf die eigene Biografie eröffnet Raum für Kreativität und Wachstum. Es geht darum, den eigenen Talenten und Neigungen zu folgen und sie wichtig zu nehmen. Wesentlich ist, dass jeder mit seiner Erlaubnis experimentieren darf und sich dafür ein gedeihliches Umfeld sucht. Starten Sie mit einer umfassenden Erlaubnis: »Ich darf experimentieren. Solange, bis mir ein Erlaubnissatz gefällt.«

Wenn Sie wieder mit Ihren Antreibern konfrontiert sind, halten Sie inne und fragen Sie: »Was macht mir gerade Stress?« Im nächsten Schritt können Sie sich fragen: »Muss ich gerade »stark sein« oder darf ich sagen, dass meine Leistungsgrenze erreicht ist?« Beide Schritte laufen innerlich ab. Im dritten Schritt können Sie experimentieren: Was zeigen Sie nach Außen, wie weit dürfen Sie gehen? Wie fühlt es sich an, vor anderen zu sagen: »Ich setze mich jetzt erst einmal hin und dann sehen wir weiter.« Oder: »Ich habe zur Zeit keine Lösung, aber ich werde darüber nachdenken.«

Wenn Sie einen starken »Mach es allen anderen recht«-Antreiber haben und Ihre Kollegen anrufen und fragen, ob Sie einspringen können, sagen Sie nicht sofort zu. Gönnen Sie sich den Luxus einer Bedenkzeit. Wollen Sie überhaupt einspringen? Haben Sie Zeit dafür? Wehrt sich alles in Ihnen dagegen? Wollen Sie es unbedingt tun, weil die Kollegen sonst vielleicht wütend auf Sie werden?

Nehmen Sie sich Zeit. Finden Sie heraus, was Sie wollen und tun Sie es dann auch. Diese Denkarbeit wird noch leichter, wenn Sie sie einmal sozusagen »trocken« üben: Wie wäre es mit der Erlaubnis: »Ich darf mich in Ruhe entscheiden« oder »Ich darf meine Bedürfnisse ernst nehmen.« Warten Sie nicht erst auf den Anruf Ihrer Kollegen, sondern planen Sie bereits vorher, wie Sie sich entscheiden würden, wenn ein Anruf käme.

4.5.4 Übung – Setzen Sie Ich-Zeiten

Ich-Zeiten oder Tabu-Zeiten[39] sind Zeiten, in denen Sie grundsätzlich nichts für andere machen. Es sind sozusagen heilige Zeiten, die Sie sich von niemandem streitig machen lassen. In dieser Zeit gibt es keine Forderungen von außen. Diese Strategie ist auf den ersten Blick etwas gewöhnungsbedürftig, aber Sie können üben, indem Sie das Zeitfenster zunächst klein halten (vielleicht nur eine Stunde oder einen Abend). Für Menschen mit einem »Beeil-Dich« Antreiber könnte die Erlaubnis heißen: »Ich darf mir kleine Ruhezeiten gönnen« oder: »Ich darf meine Arbeit in kleinen Schritten erledigen.«

4.5.5 Übung – Überprüfen Sie Ihr Ego

Wenn Sie das Gefühl beschleicht, dass Sie vielleicht zu viele Ich-Zeiten hatten, oder nur noch »Nein« sagen, dann sollten Sie prüfen, ob das wirklich so ist. Oft genügt es, das Gespräch mit einer guten Freundin zu suchen – oder einem wohlwollenden Kollegen. Gerade am Anfang kann es durchaus sein, dass Sie bereits der Meinung sind, zum krassen Egoisten geworden zu sein, während andere Menschen gerade erst feststellen, dass Sie tatsächlich auch mal »Nein« sagen können ...
Mit unseren Erlaubnissen sind wir auf dem Weg zu uns selbst. Nicht ein anderer erlaubt uns etwas zu sein oder zu sagen, sondern wir selbst sind aufgerufen, das zu werden was wir sind.

4.6 Eigenlob stimmt! Das Recht auf die eigene Persönlichkeit

4.6.1 Julias Angst

Julia ist 28 Jahre alt und seit mehreren Jahren Gesundheits- und Krankenschwester. Die junge, hübsche Frau wirkt zugewandt und freundlich. Man sieht ihr an, dass sie ihren Beruf liebt und dass sie sicherlich gut mit Menschen zurechtkommt. Doch während des Seminars, das ich gebe, bleibt sie

---

[39] Vgl. Grün, A. & Robben, R. (2007). Grenzen setzen – Grenzen achten. Freiburg: Herder, S. 92f.

still. Sie stellt keine Fragen, gibt keine Antworten. Sehr ruhig sitzt sie da, wirkt ernsthaft und konzentriert, schreibt viel mit. Bei der Arbeit in Kleingruppen wandelt sich das Bild: Auf einmal ist Julia diejenige, die Impulse gibt, beharrlich nachfragt und schließlich mit ihrer Gruppe ein gutes Ergebnis vorliegt – das sie aber nicht selbst präsentiert. Bei der Vorstellung in der großen Gruppe ist aus der lebhaften Julia wieder die Schweigsame geworden. Am Ende des Seminars kommt sie zu mir, bedankt sich und erzählt mir – fast entschuldigend: »Ich fand den Kurs sehr interessant. Aber Sie haben sich bestimmt gedacht, ich bin nicht interessiert, oder? Ich habe Angst, vor Gruppen zu sprechen. Wenn ich Patienten versorge oder mit einer Kollegin im Dienst bin, spreche ich eigentlich viel. Aber wenn viele Menschen versammelt sind, werde ich eher rot als dass ich ein Wort rauskriege.«

Julia ist wie viele Menschen: leise. Sie hält ungern große Reden, arbeitet am liebsten in einem kleinen Team und vermeidet es, sich in große Runden zu begeben. Sie merken schon, in diesem Kapitel geht es um die Introvertierten. Ein Wort zu den anderen: »Liebe Extrovertierte! Es schadet nicht, dieses Kapitel zu lesen, denn dann verstehen Sie Ihre introvertierten Kollegen vielleicht künftig besser.«

4.6.2 Spirituelle Ressource: Introversion

Es gibt eine Schlüsselfrage, die Introvertierte ebenso wie Extrovertierte meistens sehr spontan beantworten können: Woher ziehen Sie neue Energie, wenn Sie gestresst und erschöpft sind?[40] Extrovertierte antworten dann meistens, dass sie ihre Energie aus Unternehmungen, Feiern, geselligen Treffen beziehen. Introvertierte dagegen ziehen sich lieber zurück, um ihre Batterien aufzuladen. Sie gehen mit einem Freund/einer Freundin aus, machen einen langen Spaziergang oder lesen ein Buch.

Introvertierte Menschen haben oft das Gefühl, dass sie es schwerer im Leben haben, weil sie so in sich gekehrt sind, ruhebedürftig oder gar scheu. Dieser Eindruck ist nicht von der Hand zu weisen. Der Psychologe Howard Giles beschrieb schon 1994, dass Menschen, die schnell und laut sprechen, als

---

[40] Löhken, S. (2012). Leise Menschen – starke Wirkung. Offenbach: Gabal, S. 24

kompetenter und sympathischer wahrgenommen – als klüger, besser aussehend und interessanter. Mit so jemandem wären die meisten Menschen gern befreundet. Introvertierte leiden oft daran, dass sie in einer lauten Welt offensichtlich nicht die »richtige« Charaktereigenschaft haben. Dabei ist die Neigung zur Introversion wohl angeboren. Und: Intro-Gehirne unterscheiden sich in ihrer Physiologie von denen der »Extros«, der extrovertierten Zeitgenossen, allerdings ist die Unterscheidung sehr erstaunlich, denn »im Kopf von Introvertierten ist mehr los, der permanent höhere Aktivitätslevel ist elektronisch messbar.«[41]

Als Carl Gustav Jung erstmals über introvertierte Menschen schrieb, war ihm gar nicht bewusst, dass diese Eigenschaft irgendwie schlechter sein könne als die Extraversion. Der Psychoanalytiker Jung erklärte die Introversion als Hinwendung der psychischen Energie nach innen, weg von der Außenwelt. Die Introversion und Extraversion sind die zwei am gründlichsten erforschten Gebiete der Persönlichkeitspsychologie. Hunderte von Wissenschaftlern haben einen Beitrag dazu geleistet. Glücklicherweise heißt es heute nicht mehr »Extraversion gut – Introversion schlecht«. Ganz im Gegenteil: Viele Autoren haben nachgewiesen, dass die Welt auch die Introvertierten braucht.

Fast die Hälfte der Menschen ist introvertiert – oder ist nach den Eigenschaften, die über sie berichtet werden, introvertiert. Es gibt erstaunlich viele Prominente darunter, auch einige von denen man es nie gedacht hätte.

> **Prominente introvertierte Persönlichkeiten**
>
> Woody Allen (Regisseur), Ingrid Bergmann (Schauspielerin), Frédéric Chopin (Musiker), Marie Curie (Nobelpreisträgerin), Charles Darwin (Naturforscher), Bob Dylan (Musiker), Clint Eastwood (Schauspieler), Albert Einstein (Physiker), Bill Gates (Gründer von Microsoft), Michael Jackson (Musiker), Günther Jauch (TV-Moderator), Avril Lavigne (Sängerin), Loriot (Humorist), Angela Merkel (Bundeskanzlerin), Claudia Schiffer (Model), Steven Spielberg (Regisseur), Mark Zuckerberg (Gründer von Facebook) usw.*
>
> * Die vollständige Liste finden Sie bei Löhken 2012, S. 15f

---

[41] https://www.gabal-verlag.de/media/fs/28/Press%20Material.pdf [Zugriff am 17.11.2014]

Wenn Sie sich nicht sicher sind, ob Sie Intro- oder Extrovertiert sind, können Sie sich nachfolgend selbst einschätzen. Kreuzen Sie die Aussagen an, die auf sie zutreffen. Wenn Sie bei einer Aussage unsicher sind, kreuzen Sie an, wenn sie eher zutrifft als nicht zutrifft.

In einer Welt, in der immer noch die Kommunikation »extrovertierter« Menschen erstrebenswert erscheint, gerät das, was introvertierte Menschen können und zu bieten haben, oft in den Hintergrund. Dabei können sie genauso ihre Interessen durchsetzen, mit Menschen in Kontakt treten, Konflikte lösen und andere motivieren. Sie können in der Kommunikation alles schaffen, was auch Laute oder Extrovertierte schaffen. Aber auf ihre Weise und mit ihrem eigenen Muster.

In bestimmter Weise habe ich auch was zu sagen.

ANGELA MERKEL[42]

4.6.3 Übung – Die eigene Stärken kennenlernen

An der nebenstehenden Liste sehen Sie, dass viele Menschen es geschafft haben, in ihrem Leben Außergewöhnliches zu leisten, obwohl sie introvertiert sind. Sie haben etwas dafür getan: Sie haben ihre Stärken genutzt.

Ich möchte Sie einladen, Ihre Stärken kennenzulernen. Nehmen Sie sie mit als Ihre Begleiter, als eine weitere spirituelle Ressource. Dann können Sie Situationen, die Ihnen Angst machen oder die Sie verunsichern, viel leichter so beeinflussen, dass die Situation gut zu Ihnen passt. »Finde heraus, wer du bist – und dann mach es mit Absicht« (Dolly Parton).

---

[42] www.tagesspiegel.de/politik/deutschland/schwarz ... sagen/1658160.html [Zugriff: 23.11.2014]

Tabelle 3: Introversion – Stärken[43] und Hürden.

Kreuzen Sie an, welche Stärken auf Sie zutreffen	
☐ Vorsicht	☐ Analytisches Denken
☐ Substanz	☐ Unabhängigkeit
☐ Konzentration	☐ Beharrlichkeit
☐ Zuhören	☐ Schreiben
☐ Ruhe	☐ Einfühlungsvermögen

Introvertierte Menschen kennen aber auch eines sehr gut: die Angst. Die Angst, vor anderen Menschen zu sprechen. Es ist jammerschade, dass wir viele Gedanken von introvertierten Menschen gar nicht hören, weil die Angst sie so sehr lähmt, dass sie nicht zu sprechen wagen. Lässt sich dagegen denn gar nichts tun? Ist Introversion zwar angeboren, aber eigentlich eher hinderlich für uns? Warum sollte Introversion eine spirituelle Ressource sein?

Weil schon die Introversion eine Hinwendung zu sich selbst ist. Introvertierte sind aufmerksam – sich selbst und anderen gegenüber. Sie habe eine bestimmte Haltung gegenüber sich und anderen: Sie sind aufmerksam, beobachten genauer, hinterfragen die Dinge, arbeiten sorgfältig und achtsam. Sie sind verantwortungsbewusst und gewissenhaft. Es geht ihnen nicht um Schnelligkeit, sondern um konzentriertes Tun. »Introversion ist nach innen gerichtete Aufmerksamkeit«, schreibt Susan Cain es in ihrem Buch »Still. Die Bedeutung von Introvertierten in einer lauten Welt.«[44]

Doch sobald Introvertierte aus der inneren Stille hinausgezwungen werden, beherrscht sie vor allem ein Gefühl: die Angst. Die lässt sich nicht wegleugnen und auch eher schwer abstellen. Es ist eigentlich kaum möglich, dass ein Introvertierter die Angst davor verliert, sich in einer lauten Welt zu Wort zu melden. Was also tun mit der Angst? »Tatsächlich glaube ich, dass Akzeptanz eines der Geheimnisse für Introvertierte ist, wenn sie vor Menschen sprechen wollen – Wir müssen die Angst akzeptieren, die uns nie wirklich

---

[43] Löhken 2012, S. 49ff.
[44] Cain, S. (2013). Still. Die Bedeutung von Introvertierten in einer lauten Welt. München: Goldmann, S. 18

verlässt, aber lernen, Frieden mit ihr zu schließen. Wir müssen das eigene zurückhaltende Selbst akzeptieren und dennoch lernen, mutig zu sprechen. Und wir müssen akzeptieren, dass die einzige Art und Weise, die Angst auf einem erträglichen Niveau zu halten, paradoxerweise dazu gehört, so oft vor anderen zu sprechen, wie wir es verkraften können.«[45]

4.6.4 Übung – Mit der Angst leben

Stellen Sie sich bitte folgende Szene vor: Sie hatten Frühdienst und sollen die Übergabe an den Spätdienst machen. Sie kennen alle Kollegen und wollen gerade loslegen, als die Tür aufgeht: Vor Ihnen steht die Pflegedienstleitung mit acht weiteren, Ihnen unbekannten Personen. Die PDL sagt zu Ihnen: »Machen Sie ruhig weiter! Ich möchte meinen Kolleginnen aus den anderen Krankenhäusern nur unsere Station zeigen.« Ihnen wird heiß und kalt. Sie spüren, wie Sie rot werden. Was sollen Sie jetzt nur tun?

Zwei Fragen eignen sich besonders gut:[46]
1. Welche Stärke können Sie in dieser Situation nutzen?
2. Worauf sollten Sie in dieser Situation achten?

Sie können eine solche Situation in Ruhe zu Hause üben. Erarbeiten Sie anhand der obigen Tabelle Ihr Stärken-Profil. Machen Sie sich mit sich selbst vertraut.

Führen Sie sich vor Augen, warum das, was Sie tun wollten, für Sie wichtig ist – so wichtig, dass Sie es trotz ihrer Angst riskieren wollen. Wenn Sie bewusst die Macht der Entscheidung über die Angst setzen, wird Ihr Gehirn Sie beim Üben unterstützen: »Die Großhirnrinde, der Ort des bewussten Denkens, hat die Macht, das Angstzentrum im Hirn zu besänftigen. Sie helfen damit Ihrem Hirn neue Pfade anzulegen. Wenn die nämlich einmal etabliert sind, braucht das Angstzentrum für die jeweilige Handlung nicht so aktiv werden, wie vorher.«[47] Z. B. »Ich werde nächste Woche vor den Ange-

---

[45] Löhken 2012, S. 13ff.
[46] Ebd.
[47] Ebd., S. 75

hörigen den Vortrag halten, damit wir Spendengelder für unser Therapiebad bekommen.«

Eine weitere Möglichkeit mit der Angst umzugehen, ist die Orientierung an Vorbildern. Denken Sie an einen Menschen, den Sie bewundern: Welche Stärken dieser Person bewundern Sie am meisten? Vielleicht ist es die Pflegedirektorin, die an der Spitze sitzt, es geschafft hat. Vielleicht ist es auch ein Prominenter, der Ihnen imponiert. Schauen Sie sich die Liste auf Seite 68 noch einmal an. Vielleicht ist jemand dabei, dessen Ruhe und Bedachtsamkeit Ihnen imponiert. Fragen Sie nun in Gedanken diese Person, wo ihre Stärken liegen. Was würde diese Person antworten?

> **Berühmte Leute, berühmte Zitate**
>
> Barack Obama: »Der Wandel kommt nicht, wenn wir auf irgendeine Person zu irgendeiner anderen Zeit warten. Wir sind die, auf die wir gewartet haben. Wir sind der Wandel, den wir suchen.«
>
> Angela Merkel: »Wir sind jetzt gerade im Sommer der Entscheidungen. Dann kommt der Herbst und der Winter der Entscheidungen. Jetzt kommen überhaupt nur noch Entscheidungen.«
>
> Bob Dylan: »Fang besser an zu schwimmen, sonst versinkst Du wie ein Stein, denn die Zeiten ändern sich gerade.«
>
> Albert Einstein: »Mehr als die Vergangenheit interessiert mich die Zukunft, denn in ihr gedenke ich zu leben.«
>
> Bill Gates: »Erfolg ist ein miserabler Lehrer. Er verleitet die tüchtigen Leute zu glauben, sie könnten nicht verlieren.«

Hinter all diesen Zitaten steht reflektiertes Denken und immer das Bewusstsein, dass man selbst etwas tun muss und kann. Vielleicht heißt die Erfolgsformel erfolgreicher Introvertierter: »Ich habe erkannt, dass ich etwas tun muss – und ich habe es trotz meiner Angst getan.« Die Introvertierten haben gelernt, dass sie sich selbst nicht ändern können. Sie haben aber ihre Stärken ausgespielt, ihre Ruhe, ihre Akribie und auch ihre Unabhängigkeit von äußeren Umständen.

Der Weg jedes Introvertierten führt von innen nach außen. Er beginnt bei der Beschäftigung mit den eigenen Stärken und Hürden. Es geht darum, mit sich in Kontakt zu sein, und zu sehen, was einen ausmacht, was einen individuell macht. Es geht darum, das zu verändern, was man nicht mag; das anzunehmen, mit dem man leben kann und stolz zu sein auf das, was man sowieso schon gut kann. Manchmal bedarf es nur einer Erklärung oder einer Identifikation mit jemandem. Dann wird deutlich: Eigentlich sind die eigenen Charaktereigenschaften gar nicht so schlimm. Bei anderen findet man sie ja auch attraktiv. Dann ist man mit sich in Berührung. Aus dieser Perspektive kann man die Unterschiedlichkeiten zwischen den Menschen wahrnehmen, beobachten und akzeptieren.

4.6.5 Übung – »Was will ich jetzt gerade«

Mit ihrem Buch »Leise Menschen – starke Wirkung« hat Dr. Sylvia Löhken einen Bestseller zum Thema »Introvertierte Menschen« geschrieben. In einem Interview[48] wurde sie gefragt, was sie Introvertierten raten könne. Gerade im Privatleben sei es doch so schwierig, sich nicht von den Stimmungen rundherum anstecken zu lassen. Sylvia Löhken antwortete:

»Gerade im Privatleben habe ich durch meine Arbeit am Thema Introversion viel gelernt. Erstens geht es darum, dass sich Familienmitglieder gegenseitig respektieren. Das beinhaltet den Respekt vor unterschiedlichen Bedürfnissen. Wer am Wochenende gern auf Tour geht und Party macht, hat dazu ebenso ein Recht wie der Bücherwurm sein Recht auf neuen Stoff. Dieser Respekt ermöglicht ein gutes Kompromisstraining – kann kein Kind zu früh lernen …
Zweitens geht es darum, die eigenen Bedürfnisse überhaupt zu entschlüsseln. Ich habe mir inzwischen eine passende (Ent-)Schlüsselfrage angewöhnt, die ich mir gerade in heiklen Situationen stelle. Sie lautet: ›Was will ich jetzt gerade?‹ Mit der Antwort gestalte ich den Moment. Denn: Erst wenn ich weiß, wohin ich selbst will, kann ich in aller Ruhe mein Segel setzen und Kurs aufnehmen. Wie sagte Seneca: Wer den Hafen nicht kennt,

---

[48] http://www.geistundgegenwart.de/2012/06/leise-menschen-ein-interview-sylvia.html [Zugriff am 17.11.2014]

für den ist kein Wind der richtige (Ignoranti quem portum petat nullus suus ventus est. – Sen. epist. 71,3).«

Wenn Sie wieder einmal zwischen unterschiedlichen Anforderungen hin- und hergerissen werden, sollten Sie sich diese Frage stellen: »Was will ich jetzt gerade?«

Um zu unserem Beispiel von der Dienstübergabe und dem überraschenden Erscheinen der PDL zurückzukehren: Die »Was will ich jetzt gerade?«-Frage könnte Sie dazu bringen, dass Sie herausfinden, dass Sie keinesfalls vor unbekannten Personen sprechen möchten. Nicht nur, weil das datenschutzrechtlich kritisch ist, sondern auch, weil es Ihnen nicht wirklich liegt, aus dem Stegreif vor einer größeren Gruppe zu sprechen.

Lösung: Sie könnten sich und Ihr Team kurz vorstellen und dann die Gruppe freundlich verabschieden.

Weise oder töricht

Der Buddha sagte: Wenn ein weiser Mensch leidet, so fragt er sich: »Was habe ich bisher getan, um mich von meinem Leiden zu befreien? Was kann ich noch tun, um es zu überwinden?« Wenn aber ein törichter Mensch leidet, so fragt er: »Wer hat mir das angetan?«

Thich Nhat Hanh, 2011, S. 23

4.7 Der Umgang mit Leiden

4.7.1 Gundula und Norbert

Gundula begann mit 18 ihre Ausbildung in der Gesundheits- und Krankenpflege auf einer Inneren Station. Einer ihrer ersten Patienten war Norbert. Der damals 17-jährige fiel beim Apfelpflücken bewusstlos von der Leiter. Im Krankenhaus stellte man fest, dass der junge Mann eine irreversible Hirnblutung erlitten hatte und verlegte ihn von der Intensivstation auf die Innere. Norbert war in einem somnolenten Zustand, aus dem er immer wieder mal erwachte. Dann äußerte er nachhaltig seine Bedürfnisse. Er wollte zum Rauchen nach draußen, er wollte ein bestimmtes Getränk und er wollte vor allem eines: Kontakt.

Für die junge Gundula war die Begegnung mit Norbert nachhaltig prägend. Der fast gleich altrige junge Mann konfrontierte sie mit ihrer eigenen Verletzlichkeit. Es war relativ schnell klar, dass Norbert sich nicht mehr erholen würde. Im Gegenteil, seine Prognose war von vornherein infaust.

Gundula verspürte den tiefen Wunsch, so viel wie möglich für Norbert zu tun. Und sie hatte Verbündete, ihr Team. Alle Pflegekräfte taten für Norbert, was immer möglich war. Sie lagerten ihn nach einem minutiös festgelegten Plan. Sie versorgten die rasch entstehenden Dekubitalulcera, die aufgrund der Durchblutungsstörungen immer massiver auftraten. Jeder nahm sich die Zeit, so viel wie möglich auf Norberts Kontaktwünsche einzugehen. Es war fast immer jemand bei ihm im Zimmer, streichelte ihm die Hand, was Norbert sehr angenehm fand; man sprach mit ihm, auch wenn er scheinbar schlief – und Norbert lächelte manchmal.

Eines Morgens wachte er nicht mehr auf. Gundula und ihrem Team war sofort klar, dass er bald sterben würde. Sie benachrichtigten seine Eltern und ließen Norbert keine Minute mehr allein. Norbert starb schließlich, wenige Stunden später, friedlich im Schlaf. Umgeben von seinen Eltern und dem ganzen pflegerischen Team, das ihn drei Wochen lang betreut hatte.

4.7.2 Spirituelle Ressource: Empathie

Der tägliche Umgang mit Leid stellt hohe Anforderungen an alle Pflegekräfte. Sie gehen während ihrer täglichen Arbeit Beziehungen mit den ihnen anvertrauten Menschen ein, begegnen dabei unvermeidlich dem Leiden: Krankheit, Trauer, Hilflosigkeit, Verzweiflung. Gerade bei ähnlichen Lebensumständen – wenn Patienten das gleiche Alter haben wie die Pflegekräfte – finden häufig Identifizierungen statt. Die Pflegekraft sieht sich gespiegelt in der anderen Person und empfindet mit. Diese Identifizierung löst bei ihr eine existenzielle Betroffenheit aus, die sich unterschiedlich äußert und einen Rahmen braucht.

Bei Gundula in unserem Praxisbeispiel fand fast unmerklich eine besondere Fähigkeit ihren Ausdruck: die Empathie. Gundula sagt noch Jahre später über diese erste Begegnung mit Leiden und Tod:»Ich merke, dass es selbstverständlich für die gestandenen Pflegekräfte war, sich diesem Leiden eines Patienten zu stellen. Wir mussten lernen, das Leiden als Teil des Lebens zu sehen, als Normalität. Dieses Beispiel gaben uns die älteren, erfahrenen Pflegekräfte. Sie ließen uns im Stationszimmer weinen, wenn uns danach war. Sie gingen uns aber als gute Vorbilder voran: mitfühlend, fürsorglich und zutiefst menschlich kümmerten sie sich um Norbert – und wir konnten sozusagen ihren Fußspuren dabei folgen.«

Das Helfer-Dasein – gerade bei schwerkranken oder sterbenden Menschen, bei der Versorgung von Kindern und Jugendlichen und in der Arbeit mit Angehörigen – erfordert eine besondere Auseinandersetzung mit dem Leid und stellt jedem Helfer/jeder Helferin die Fragen: Wie gehst du mit Leid um? Was gab es für ein Leid in deinem Leben? Wie gehst du mit dem Leid in der Welt um?

Zur Pflegearbeit gehören trotz guter Schmerztherapie und Symptomkontrolle auch Angst, Frust, Hilflosigkeit, endgültiger Verlust, Verzicht, etc. Sich der eigenen Leiderfahrung im Leben zu stellen, muss von jedem einzelnen geleistet werden, um sich auch dem Leid der Patienten zu stellen. Wenn man sich auf die Spuren seines eigenen Leids begibt, kann man auch lernen, mit dem Leiden der Patienten umzugehen. Pflegekräfte müssen das Leid nicht »schön« reden. Es geht vielmehr darum, dem Patienten dabei zu helfen, die Verletzung weiter auszuhalten, eventuell als bleibender Schmerz, als ein Stück Scheitern – weil z. B. die Aussöhnung mit der Familie nicht gelungen ist.

Es geht nicht darum, eine Vollkommenheit anzustreben, sondern eine letzte Verantwortlichkeit dem Leben gegenüber auszuhalten. Eine Voraussetzung mit Krankheit, Leid und Tod umzugehen, ist, sich die Hilflosigkeit gegenüber dem Phänomen »Leid« einzugestehen. »Gleichzeitig – so seltsam es sich anhören mag – ist die Akzeptanz dieser Hilflosigkeit, Leid nicht im Glück, Schmerz nicht in Seligkeit verwandeln zu können, ein Element, das berufliche Helfer in diesem Feld vor dem Ausbrennen bewahrt. Wenn Helfer verstanden haben, dass der Trost, der für ihr Gegenüber im Dabeibleiben und Mitleiden liegt, nicht zwangsläufig die Beseitigung des Leidens meint, sondern ihr Teilen und Aushalten, werden sie sich leichter und befreiter, darin üben können.«[49]

4.7.3 Übung – Empathisch werden

Die erste Reaktion auf Leiden ist sich zu verschließen, sich vor dem fremden Leid zu schützen. Doch Leid, auch fremdes, ist nur dann erträglich, wenn man es liebevoll aufnimmt; wenn man den Wunsch entwickelt, Leid anzunehmen. »Wenn Sie in irgendeiner Form Schmerz oder Leid erfahren, dann nehmen Sie diese Erfahrung ganz in sich auf. Öffnen Sie sich ihr vollständig und entwickeln Sie den Wunsch, dass damit alle Wesen von diesem Schmerz, diesem Leid frei sein mögen.«[50]

Konkret können Sie folgende Schritte gehen:
- Sagen Sie Ja zu der Situation, wie Sie sich Ihnen stellt.
- Nehmen Sie Ihre Gefühle wahr, aber bewerten Sie sie nicht.
- Lassen Sie Ihre Gefühle zu und spüren Sie darin die Verbindung zu dem Leidenden.

Das ist das Geheimnis der Empathie: Sie lehnen das Leiden nicht ab, sie lassen Ihre Gefühle zu – werden aber nicht von ihnen überwältigt, sondern können sie wahrnehmen, ohne sie zu bewerten.

Dieser innere Prozess bei Ihnen wird eine Veränderung bewirken. Empathie schafft Begegnung, eine Verbundenheit, ein Höchstmaß an Sinn – auch im (scheinbar) Sinnlosen.

4.7.4 Fatimas Problem

Fatima betet bei jedem verstorbenen Patienten zu ihrem Gott. Sie ist in der Türkei geboren, aber schon lange in Deutschland. Sie hat aber große Schwie-

---
[49] Müller, M. (2014). Wie viel Tod verträgt ein Team. Göttingen: Vandenhoeck & Ruprecht, S. 18
[50] Chödrön, P. (2009). Suche die Freude. München: Goldmann, S. 33

rigkeiten, wenn es um indirekte Sterbehilfe geht. »Ich weiß, dass es wichtig ist, dass der sterbende Patient keine Schmerzen haben sollte. Bei den Palliativpatienten haben wir im Team auch darüber gesprochen. Mittlerweile gibt es so gute Medikamente. Aber als ich Herrn B. damals die Morphine gab, und er im nächsten Moment gestorben ist, habe ich einen wahnsinnigen Schrecken bekommen. Er hatte sich sehr gequält, und es war auch klar, dass er bald sterben würde, aber ich kam mir vor wie eine Mörderin. Manchmal habe ich das Gefühl, ich bin zwei Personen. Die Krankenschwester, die gut ausgebildet ist und um eine gute Symptomkontrolle bei Schmerzen weiß. Die Muslima, die davon noch nie etwas gehört hat. Ich fühle mich dann zerrissen. Meinen Eltern dürfte ich das gar nicht sagen, dass es so etwas gibt. Im Islam ist das verboten.«

Das Gefühl zu haben, dass ein Mensch durch die eigene Hand gestorben ist, löst Ängste und Schuldgefühle aus. Viele Pflegekräfte kennen dieses Gefühl. Sie leiden darunter wie Fatima. Fatima ist eine erfahrene Krankenschwester. Sie hat alles richtig gemacht, das weiß sie. Aber dieser Gedanke kommt nicht bei ihren Gefühlen an. Rational trifft sie keine Schuld, emotional spürt sie Schuld. Der Gewissenskonflikt, der sie umhertreibt, ist größer als ihre professionelle Handlungsweise. Fatima bringt ihr Dilemma in die Teamsupervision ein:

Die Supervision

Supervisorin: »Was haben Sie heute auf dem Herzen?«

Teammitglied 1: »Ach, wie immer zu wenig Leute. Aber es bringt ja nichts, darüber zu sprechen.«

Fatima: »Also, ich möchte mal was sagen. (Sie wird rot) Also, letzte Woche habe ich doch Herrn K. Morphin gespritzt und im nächsten Moment ist er gestorben, da ging es mir echt schlecht.«

Teammitglied 1: »Daran bist du doch nicht schuld.«

Teammitglied 2: »Nimm dir das doch nicht immer so zu Herzen! Es war gut, dass Herr K. gestorben ist. Er hat sich doch so gequält.«

Fatima: »Ja, das weiß ich alles. Wir haben ja auch die Fortbildung gehabt und ich bin ja schon ganz lange in diesem Job, sodass ich es weiß, dass ich nicht schuld bin. Aber ich bin halt so erzogen worden, dass Menschen von Allah abgerufen werden und in Ruhe und Würde sterben. Ich habe das Gefühl, Herr K. ist durch meine Hand gestorben. Dieses Gefühl geht einfach nicht weg. Ich bin schon so weit, dass ich den Beruf wechseln möchte, Weil es mir damit so schlecht geht.

Teammitglied 3: »Stimmt, so ging es mir auch mal. Könnt Ihr Euch noch an Frau B. erinnern? Da hatte ich Dienst. Als ich im Zimmer war, ging es ihr gut und sie wollte mir etwas erzählen. Aber dann klingelte es aus der 3. Ich habe Frau B. gesagt, ich komme gleich wieder. Als ich wieder da war, war sie eingeschlafen.«

Teammitglied 4: »Mir ging es genauso! Ich wusste, ich konnte nichts dafür, aber ich habe mich richtig schlecht gefühlt.« (Beginnt zu weinen, Fatima hört aufmerksam zu und weint mit)

Teammitglied 1: »Wenn ihr so erzählt, werde ich ganz traurig. Und gleichzeitig merke ich aber, das hier gerade etwas ganz wichtiges passiert. Ich hatte auch mal so ein Erlebnis ....« (Teammitglied 1 erzählt. Das Team tauscht sich unter Anleitung der Supervisorin weiter aus. Am Ende der Stunde kommt Fatima noch einmal zu Wort.

Fatima: »Ich bin froh und traurig zugleich. Ich merke, dass wir uns manchmal alle ohnmächtig und schuldig fühlen. Es ist wichtig, dass wir darüber gesprochen haben. Damit kann ich das von meiner Religion abkoppeln und weiß, es geht uns allen so. Ich merke gerade, dass wir einen ganz wichtigen Job haben, in dem man viel über das Leben lernt. Ich bin so froh, dass ich euch alles gesagt habe. Mir geht es jetzt echt besser. Das nächste Mal rede ich am besten gleich davon.«

Carl Rogers[51] beschrieb die heilende Wirkung der Empathie mit den Worten: »Wenn Dir jemand wirklich zuhört, ohne dich zu verurteilen, ohne dass er den Versuch macht, die Verantwortung für dich zu übernehmen oder dich nach seinen Mustern zu formen – dann fühlt sich das verdammt gut an. Jedes Mal, wenn mir zugehört wird und ich verstanden werde, kann ich meine Welt mit neuen Augen sehen und weiterkommen. Es ist erstaunlich, wie scheinbar unlösbare Dinge doch zu bewältigen sind, wenn jemand zuhört.«

- Welche Menschen gibt es in Ihrer Umgebung, auf die dieses Zitat passt?
- Was brauchen Sie von Ihrem Team, damit Sie über Ihre Erfahrung mit Leid und Tod sprechen können?
- Was können Sie Ihrem Team geben, sodass es sich traut, über die Erfahrungen mit Leid und Tod zu sprechen?

4.7.5 Hans und die Zigarettenpause

Hans ist 58 und arbeitet auf einer Palliativstation. »Ich glaube nicht an Gott«, sagt er, »ich weiß auch nicht, ob das wichtig ist, um hier zu arbeiten. Ich finde es schon gut, dass es so etwas wie Verabschiedungsgottesdienste gibt, für viele ist das ja wichtig. Die anderen (im Team) meinen immer, mir macht das alles nichts aus. Ich rede halt nicht so drüber. Aber wenn mich doch etwas aus den Puschen schmeißt, dann gehe ich raus und rauch 'ne Zigarette. Ich will dann auch allein bleiben, ich kann dann nicht reden. Ob man das nun Spiritualität nennt oder sonst was, das weiß ich nicht. Aber dieser Moment ist anders, irgendwie dichter, ich fühle mich dann mit dem Verstorbenen verbunden – so sagt man doch, oder?«

Hans sucht sich einen ruhigen »Raum«, um allein zu sein. Die Zigarette ist eher Beiwerk, aber eine gute Entschuldigung gegenüber den Kollegen. Sie verhindert, dass Hans sich als schwach erlebt. Dieser Moment tiefen seelischen Erlebens, in dem Hans auftankt, ist ein Moment, in dem er sich öffnet für etwas Unsagbares, das er spürt, aber nicht steuern kann. Die Verbundenheit ist nicht greifbar. Hans spricht auch nicht mit den anderen Menschen darüber, aber er ist ergriffen.

---

[51] Rogers, C. (1989). A Way of Being. Mariner Books

4.7.6 Übung – sich ergreifen lassen

Das innere Erleben, dass die Seele sich verbunden fühlt, geschieht, wenn wir von etwas ergriffen werden. Die Seele lebt vom »Ergriffen-Sein.« Es ist wichtig, dies zuzulassen und auch auszuhalten, selbst wenn wir rational nicht begreifen können, was da gerade geschieht. Für analytische Menschen ist es nicht leicht, die Kontrolle über solche nicht erfassbaren Momente zu verlieren. Es erfordert Offenheit, denn man kann es nicht erzwingen oder »machen«. Unsere Seele nährt sich von solchen Zeiten, die wir nicht begreifen können, aber als wichtige Momente verstehen und fühlen.

- Geben Sie sich den Raum, die Zeit für solche Momente.
- Verbinden Sie diese Momente mit einem Ritual, strukturieren Sie die Zeit.
- Überlegen Sie, ob Sie diese Momente mit anderen Menschen teilen möchten.

4.7.7 Jennifer und Jesus am Kreuz

Jennifer ist sehr gläubig. Sie arbeitet in einem christlichen Krankenhaus. In jedem Zimmer hängt ein Kreuz. »Ich weiß, dass mich die Kollegen manchmal belächeln, aber mein Glaube hilft mir. Ich höre den Patienten auch zu, wenn sie ganz verzweifelt sind und in düsteren Stunden den Blick kaum vom Kreuz abwenden können. Es hilft ihnen, es tröstet sie. Das beeindruckt mich immer wieder.« Jennifer zögert einen Moment und spricht dann mit leiser Stimme weiter: »Im letzten Monat musste ich so viele Überstunden machen, wir hatten so schwierige Patienten. Mein Mann war sauer, dass ich immer eingesprungen bin, aber ich konnte nicht anders. Die einzige Hilfe, die ich hatte, war das Kreuz: Immer wieder habe ich dahin geguckt und das Gefühl gehabt, Jesus blinzelt mir zu. Das hat mir Kraft gegeben. Ich weiß nicht, wie ich diese Arbeit sonst überstanden hätte. Der Glaube hilft mir, auch das Leid hier zu überstehen. So viel Leid, so viel Trauer. Ohne Gott würde ich das gar nicht überstehen.«

Jennifer nutzt ihren Glauben als spirituelle Ressource. Im Kreuz findet sie dafür das Symbol.

4.7.8 Spirituelle Ressource: Glauben

Das Kreuz als Symbol des christlichen Glaubens gibt vielen Menschen Hoffnung und Kraft. So ist in allen Religionen und Kulturen. Bestimmte Symbole oder Bilder erinnern den Gläubigen an wichtige Inhalte seiner religiösen Tradition. Der Blick zu diesem Symbol beruhigt. Gebete, Glaubenssätze, Handlungen geben dem Gläubigen Halt und Trost. Etwas wissenschaftlicher ausgedrückt: Das Nervensystem bekommt eine Konditionierung. Gleichzeitig mit einem bestimmten äußeren Reiz wird das erlebte Gefühl und der innere Zustand gespeichert. Der Gläubige kann einen Moment innehalten. Statt mit seinen Gedanken in die Zukunft zu eilen oder in der Vergangenheit hängen zu bleiben, kann er in ein tieferes Erleben des Jetzt eintauchen: »Was ängstigt mich gerade?« – »Warum bin ich so wütend?« – »Was hilft mir jetzt?« In der Begegnung mit dem Leid ist die Wahrnehmung der Gefühle ein wichtiges salutogenetisches, schützendes Element, das auch für die Wahrnehmung professioneller Aufgaben einen hohen Wert hat.

Es geht nicht um ein starkes Selbstbewusstsein und eine »professionelle Distanz«. Es geht um die Wahrnehmung des eigenen Selbst. Wer in Berührung mit seinem Selbst ist, wird unabhängiger von der Meinung anderer. Er findet Halt in sich, findet Trost in seinen Überzeugungen. Er entwickelt die Fähigkeit, bei sich selbst zu bleiben, es bei sich auszuhalten. Wer das schafft, ist unabhängig vom Lob oder der Anerkennung anderer. Der Schweizer Psychoanalytiker C. G. Jung spricht in diesem Zusammenhang von »Selbstwerdung«. Er meint damit den inneren Kern eines Menschen. Wer zu seinem inneren Kern gefunden hat, hat ein echtes Selbstwertgefühl.

Dann wird die Selbstachtung nicht mehr vom Verhalten eines anderen abhängig gemacht. Auch das Urteil anderer zählt weniger. Das wahre Selbst ist mehr als die eigene Lebensgeschichte, die Arbeitsbiografie, mehr als das Ergebnis der eigenen Erziehung. Es ist ein Geheimnis, das unzerstörbar ist. Es ist das, was uns Menschen unverwechselbar und individuell macht.

4.7.9 Übung – seinen inneren Kern erfahren

- Wann waren Sie an Ihrer Grenze? (beruflich)
- Welches Gefühl hatten Sie? (Wut, Angst, Ohnmacht, Hilflosigkeit, Trauer, Zerrissenheit etc.)
- Gibt es ein Symbol[52], dass sich eignet, um kurz innehalten?

Um diesen Fragen nachzuspüren, eignet sich eine Übung der Stille.
- Setzen Sie sich z. B. vor eine Kerze.
- Spüren Sie Ihren Atem.
- Lassen Sie Ihre Gedanken einfach frei fließen, schenken Sie ihnen aber keine Beachtung, sondern kehren Sie immer wieder zum Licht der Kerze zurück.
- Beobachten Sie, wie Sie die Möglichkeit haben, aus Ihrem Gedankenkarussell auszusteigen – immer wieder, wenn auch nur für einen kurzen Moment.
- Beenden Sie diese Übung mit dem Wunsch, dass Sie selbst und alle Wesen Glück und Freiheit vom Leiden erfahren mögen.

Wie man in den Wald hineinruft

Vor den Toren der Stadt saß einmal ein alter Mann. Jeder, der in die Stadt wollte, kam an ihm vorbei. Ein Fremder hielt an und fragte den Alten: »Sag, wie sind die Menschen hier in der Stadt?«

»Wie waren sie denn dort, wo Ihr zuletzt gewesen seid?«, fragte der Alte zurück.

»Wunderbar. Ich habe mich dort sehr wohl gefühlt. Sie waren freundlich, großzügig und stets hilfsbereit.«

»So etwa werden sie auch hier sein.«

Dann kam ein anderer Fremder zu dem alten Mann. Auch er fragte: »Sag mir doch Alter, wie sind die Menschen hier in der Stadt?«

---

[52] Mittlerweile gibt es auch Apps, die durch einen kurzen Gong darauf hinweisen: Jetzt ist es Zeit, eine Minute innezuhalten!

»Wie waren sie denn dort, wo Ihr zuletzt gewesen seid?«, lautete die Gegenfrage.

»Schrecklich. Sie waren gemein, unfreundlich, keiner half dem anderen.«

»So, fürchte ich, werden sie auch hier sein.«

4.8 Der Umgang mit dem Tod

4.8.1 Marie lässt los

Marie ist 28 und arbeitet in einem Kinderhospiz. Es ist Nacht, als der kleine Moritz verstirbt. Nachdem sie sich von ihm verabschiedet hat, geht sie ganz allein in den Garten und zündet die Kerzen aller verstorbenen Kinder aus dem Hospiz an. Das dauert eine Zeit, schließlich sind es 67 Lichter. Jedes Licht leuchtet für ein Kind, das dort verstorben ist. Das ist das Ritual, mit dem Moritz in die Gemeinschaft der verstorbenen Kinder aufgenommen wird. Er ist in der ersten Nacht nicht allein. Die Lichter leuchten ihm auf dem Weg.

Marie hat dieses Ritual schon häufiger vollzogen. »Aber diesmal war es anders«, erzählte sie mir wenige Tage später. »Ich war so berührt, ….irgendwie spirituell – obwohl ich gar nicht gläubig bin, aber es war nichts anderes mehr wichtig. Ich fühlte mich so nah, verbunden, ich habe mich so gut gespürt.« Sie beschrieb weiter: »Dann saß dort eine Eule und ein Käuzchen schrie, irgendwie war es ein bisschen gruselig – mit den ganzen Lichtern hier (wir standen zu diesem Zeitpunkt in dem Garten, der etwa 400 m entfernt vom Gebäude ist). Ich hatte aber keine Angst. Ich fühlte mich aufgehoben!«

Marie führte durch das Anzünden der Kerzen ein heilsames Ritual durch, ohne sich dessen bewusst zu sein. 67 Kerzen anzuzünden dauert eine Zeit. In dieser Zeit konnte sie Abschied nehmen von Moritz. Zwei Jahre lang hatte sie ihn lachen, spielen und träumen sehen. Sie hatte ihn begleitet, als er Schmerzen hatte, weinte und traurig war. Und sie war auch da, als er starb. Als sie das Licht für Moritz anzündete, konnte sie ihn in Frieden loslassen. Das Licht zu entzünden war das Letzte, was sie als seine Pflegerin und Begleiterin noch für ihn tun konnte: ihm ein Licht mitzugeben auf dem Weg von einer Zeitsphäre in eine andere. Das tat ihr gut. Marie wusste, dass sie in Liebe und Mitgefühl loslassen durfte. Sie hatte alles getan, was sie für Moritz tun konnte.

Für die Arbeit mit Ritualen finden Sie Hinweise im Kapitel 4.2.4 ff.

4.8.2 Carmen und der Tod

Herr F. kam ins Krankenhaus, weil er kachektisch war und unter Herzbeschwerden litt. Die quälenden Symptome der Atemnot ließen sich schnell lindern, doch es war klar, dass der 80-jährige Mann sterben würde. Carmen (45) hatte an diesem Tag die junge Auszubildende Sandra bei sich. Vor der Tür zum Zimmer von Herrn F. sagte sie zu Sandra: »Du wirst jetzt Herrn F. kennenlernen. Herr F. stirbt gerade und wir werden bei ihm sein.«

Gemeinsam betraten die Pflegekräfte das Zimmer von Herrn F., der nur noch stoßweise atmete. Die Pausen zwischen den einzelnen Atemzügen wurden immer länger, bis schließlich kein Atemzug mehr kam. Carmen sah zu Sandra hinüber, die sehr still und aufmerksam neben ihr stand. Sie sagte: »Jetzt ist er gegangen.« Sandra nickte und öffnete auf Carmens Hinweis hin das Fenster. Sie faltete die Hände von Herrn F. und beide standen schweigend vor dem Toten.

»Siehst du, wie friedlich er jetzt ist?«, fragte Carmen und Sandra nickte. »Du wirst erleben, dass die meisten Toten friedlich aussehen, egal, wie furchtbar das Leiden vorher war – im Tod entspannt sich der Körper, als würde der Mensch endgültig loslassen. Diesen Frieden wollte ich dir einmal bewusst zeigen. Auf diesen Frieden kannst du eigentlich immer vertrauen – selbst wenn das Leiden vorher furchtbar oder der Sterbeprozess schwierig war.«

4.8.3 Der Tod als Übergang

Wie eine Gebrauchsanleitung fürs Jenseits lesen sich die vielen jahrtausendealten Schriften der Ägypter – eine dichte Sammlung magischer Sprüche, die beim »Heraustreten des Lichts« nach dem Sterben helfen sollen. Auch das tibetische Totenbuch der Buddhisten gibt rituelle Anweisungen, was ein Lebender dem Verstorbenen ins Ohr zu flüstern hat. In allen Glaubensrichtungen bleiben der Gedanke über Transzendenz und die Sehnsucht nach einer Welt wirksam, die über das Diesseits hinausreicht. »Und ich sah einen neuen Himmel und eine neue Erde«, heißt es in der Offenbarung des Johannes, Kapitel 21 Vers 7.

Ähnlich formuliert es der Koran: »Sagt über das Paradies, was ihr wollt, stets werden eure Worte minder sein als das, was es wirklich ist.« (Sure 23, Vers 11)

Viele Religionen haben die gleichen Vorstellungen: Das Paradies ist ein Garten, schillernd und farbenprächtig. Der arabische Begriff für Paradies im Koran ist »janna« und bedeutet so viel wie »Garten«. Viele Menschen haben diese Vorstellung eines Gartens, wenn sie an das Paradies denken.

Der Tod wird in allen Religionen und Kulturen als Übergang bezeichnet. Das bedeutet auch, dass viele Menschen davon überzeugt sind, dass mit dem Tod nicht alles stirbt, sondern dass ein Teil des Menschen weiterlebt, von der Zeitlichkeit in die Ewigkeit übergeht.

Spannende Erkenntnisse liefert hier beispielsweise die Quantenphysik. Der Physiker Hans-Peter Dürr, ehemaliger Leiter des Max-Planck-Instituts für Physik in München, sagt: »Was wir Diesseits nennen, ist im Grunde die Schlacke, die Materie, also das, was greifbar ist. Das Jenseits ist alles Übrige, die umfassende Wirklichkeit, das viel Größere. Das, worin das Diesseits eingebettet ist. Insofern ist auch unser gegenwärtiges Leben bereits vom Jenseits umfangen. Wenn ich mir also vorstelle, dass ich während meines diesseitigen Lebens nicht nur meine eigene kleine Festplatte beschrieben habe, sondern immer auch etwas in diesen geistigen Quantenfeldern abgespeichert habe, gewissermaßen im großen Internet der Wirklichkeit, dann geht dies ja mit meinem körperlichen Tod nicht verloren. In jedem Gespräch, das ich mit Menschen führe, werde ich zugleich Teil eines größeren geistigen Ganzen. In dem Maße, wie ich immer auch ein Du war, bin ich, wie alles andere auch, unsterblich.«

Wenn wir den Tod und das Leben so betrachten, geht die Seele nach dem Tod dorthin zurück, wo sie immer schon war. Was der Quantenphysiker sagt, ist spirituellen Meistern und Mystikern schon lange bewusst. Es sind die Erfahrungen, die sie während des Meditierens machen. Sie erfahren dabei, dass unser »Ich«, unser kleines Leben, nicht unser wahrhaftes Leben ist, sondern eine Illusion. Eingeordnet in ein großes Ganzes.

Wir wissen nichts darüber, was »danach« passiert. All die Berichte über Nahtoderfahrungen können uns beruhigen; aber letztlich absolut absichern, dass es nach dem Tod ein Weiterleben in Fülle und Sicherheit gibt, können auch noch so viele Berichte nicht. Angesichts des Todes brauchen wir Vertrauen, ein Vertrauen, auf das wir in Zeiten der Angst zurückgreifen können.

4.8.4 Spirituelle Ressource: Vertrauen

Pflegekräfte, die Menschen im Sterben begleitet haben, wissen um die Angst der Sterbenden. »Man kann medikamentös viel gegen die Unruhe machen, aber wenig gegen die existenzielle Angst«, so die Aussage vieler Palliativmediziner. Viele Patienten lehnen auch Medikamente gegen die Angst ab, suchen aber das Gespräch und fühlen sich besser, wenn jemand bei ihnen ist.

Sich dem Tod anzuvertrauen, ist die letzte Form der Hingabe. Etwas, das mit nichts vergleichbar ist im Leben. Bei den Indianern gibt es eine Tradition, dass kleine Kinder schon ihren »Todesgesang« lernen. Viele Jahre lang singen sie ihn immer wieder, sodass sie eins werden damit werden. Sie sind so vertraut mit »ihrer« Melodie, dass sie hoffen und vertrauen, dass ihnen in der Zeit ihres Sterbens und auch im Moment des Todes dieses Lied Kraft und Zuversicht gibt. Genauso ist es bei den tibetischen Buddhisten und auch bei den Christen. Im Mittelalter gab es dort die ars moriendi, die Kunst des Sterbens. Und jedes Jahr, am Aschermittwoch, gibt es zum Aschenkreuz auf die Stirn die Ermahnung: »Gedenk o Mensch, du bist Staub, und zum Staube kehrest du zurück.«

Vertrauen zu haben ist nicht nur im Sterben eine wichtige Ressource. Viele ältere Patienten, die im Krieg waren, erzählen davon, dass sie ein bestimmtes Lied gesummt haben, als die Bomben fielen oder leise einen Psalm beteten. Das gab ihnen Kraft und nahm ihnen etwas die Angst.

Anker suchen

Wenn wir uns bestimmte Anker – wie ein Lied – suchen, können wir in schweren Zeiten darauf zurückgreifen. Manche Pflegekräfte, die ambulant arbeiten, haben oft ein bestimmtes Musikstück, das sie ganz laut im Radio aufdrehen, wenn ihnen alles zu viel wird. »Ich kenne den ganzen Text des Liedes. Wenn eine Patienten gestorben ist und ich Kraft sammeln muss für die nächsten Patienten, singe – ach was, brülle – ich lauthals mit. Dann spüre ich mich wieder und weiß, was ich tue und dass ich lebe«, sagte mir Gesa, eine Pflegekraft aus Osnabrück.

4.8.5 Übung – die Vertrauensskala

Vertrauen hat viel mit frühkindlichen Erfahrungen zu tun. Je vertrauenswürdiger unsere Beziehungen in der Kindheit waren, umso vertrauensvoller begegnen wir der Welt, dem Leben, anderen Menschen und unserer Umgebung.

Das heißt aber nicht, dass diejenigen, die aus ihrer Kindheit ein Vertrauensdefizit mitbringen, ein Leben lang darunter leiden müssen. Als Kind waren sie zwar nicht in der Lage, etwas dagegen zu unternehmen. Als Erwachsene können sie aber viel dafür tun, dieses Defizit auszugleichen. Wie bei allen Themen in diesem Buch gibt es auch hierfür keinen »Schnellreparaturdienst«. Starten wir also erst einmal mit der Diagnose.

Auf der folgenden Skala können Sie einen Vertrauensmarker setzen:

Die 0 am linken Rand bezeichnend den absoluten Mangel an Vertrauen. Die 100 am rechten Rand bezeichnet das absolute Vertrauen.

0_____100

Bitte legen Sie – ohne lange zu überlegen – Ihren Finger an die Stelle, von der Sie meinen, dass sich dort ihr Vertrauen befindet.

Probieren Sie es an verschiedenen Tagen aus. Vertrauen ist nicht immer gleich. Während es an einem Tag kraftvoll ist, ist es an einem anderen Tag schwach.

4.8.6 Übung – Vertrauen erkennen

Das Vertrauen auf das Weiterleben nach dem Tod ist sicherlich für alle Menschen die größte Herausforderung. Aber tatsächlich entsteht Vertrauen viel früher. Vertrauen darauf, dass eine Arbeit gelingt; Vertrauen darauf, dass eine Beziehung funktioniert; Vertrauen darauf, dass die Kollegen, Nachbarn, Freunde einem helfen.

Wir müssen vertrauen, weil wir sonst gar nicht leben können. Wir sind als Einzelwesen auf die Gemeinschaft anderer, auf die gegenseitige Hilfe angewiesen. Leben heißt, ständig neu zu vertrauen. Immer wieder und oft trotz alledem.

Wenn Sie sich das bewusst machen, dann erkennen Sie auch: Sie vertrauen bereits. Sie vertrauen Ihren Kindern, dass sie nach der Schule nach Hause kommen. Sie vertrauen Ihren Kollegen, dass sie die Arbeit ebenso sorgfältig durchführen wie Sie. Sie vertrauen darauf, dass die Menschen, die Ihnen heute liebevoll zugewandt sind, es auch morgen noch sein werden.

Woran erkennen Sie, dass Sie vertrauen?

Zählen Sie doch mal zehn Dinge auf, anhand derer Sie erkennen, dass Sie vertrauen. Sie werden sehen: Auch Sie leben vom Vorschuss des Vertrauens in die Welt, in andere Menschen.

4.8.7 Glauben heißt Vertrauen

Menschen, die an einen Gott glauben, fällt es oftmals leichter zu sterben, weil sie Vertrauen in ihren Glauben setzen. Sie haben Bilder vom Paradies, manchmal Angst vor der Hölle – und gelegentlich auch ein etwas ungutes Gefühl.

Ich begleitete im Krankenhaus einen 40-jährigen Mann, der unter einer schmerzhaften Krebsform litt. Zeitweise konnte er nicht sprechen. Dann saßen wir nur still beieinander. Zu anderen Zeiten sprudelten die Worte nur so aus ihm heraus. Er war gläubig, und wir sprachen viel über seinen religiösen Weg: Wie er anfing, sich für Gott zu interessieren, aber auch durch mehrere Schicksalsschläge an seinem Gott zweifelte. Wie das Vertrauen in das Göttliche ihn verlassen hatte. »Durch diese ganzen Zweifel hat sich mein Kinderglaube an einen lieben Gott, der mir alle meine Wünsche erfüllt, verändert. Es ist jetzt nicht nur positiv und hell. Ich weiß jetzt, dass das Göttliche manchmal auch dunkel und schwer zu verstehen ist.« Für ihn hatte dieses Ringen und Hadern eine große Echtheit und Tiefe. Es war Bestandteil seines Glaubens. Und auch ein letztes Ringen blieb ihm nicht erspart: »Wissen Sie, was meine größte Angst vor dem Sterben ist«, fragte er mich eines Tages und setzte gleich hinzu, »ich habe Angst, dass ich nicht vor Gott, sondern vor Buddha oder Allah stehe.«

Wir saßen an diesem Tag lange beieinander und sprachen über die unterschiedlichen Gottesvorstellungen. Diese letzte Glaubenskrise aber nahm einen völlig anderen Ausgang als all die anderen Krisen davor. Er haderte nicht mit Gott. »Das habe ich im Leben oft genug getan.« Letztlich half ihm das Vertrauen, das ihn mit seinem Gott verband. Das Vertrauen, das er im Leben mühselig gelernt hat. »Mit meinem Gott springe ich über Mauern« (Psalm 18,30), war sein letzter Satz, bevor er verstarb.

Aber wie soll man schauen?

Die Schüler waren verwundert, also sagte der Meister es einfacher: »Wenn ihr z. B. den Mond betrachtet, seht nur den Mond und nichts sonst.« »Was könnte man denn noch sehen außer dem Mond, wenn man den Mond betrachtet?« »Jemand, der Hunger hat, könnte einen Käselaib sehen, ein Liebender das Gesicht seiner Geliebten.« »Schaut euch nicht suchend um nach Gott«, sagte der Meister. «Schaut einfach – und alles wird sich zeigen.« »Aber wie soll man schauen?« »Jedes Mal, wenn du etwas ansiehst, sieh nur das, was da ist und nichts sonst.«*

* Mello, A. de 1999, S. 177

4.9 Spiritualität to go – So werden Sie mobil

Starbucks machte den transportablen Kaffeebecher, den Coffee to go, zum Lifestylegetränk. In den 80er Jahren eröffnet in Amerika eine Filiale nach der anderen. An der Theke standen die Kunden Schlange, die Verkäufer reichten große Pappbecker mit grunem Logo über die Theke und im Hintergrund lief immer leichte Musik. Man trank nicht mehr zu Hause, man trank ab jetzt unterwegs: Coffee to go – Kaffee zum Mitnehmen.

Kaum jemand konnte glauben, dass sich dieses Konzept auch in Deutschland durchsetzen würde. Doch es funktionierte und funktioniert bis heute nahezu weltweit. Kaffeetrinken wie früher? Das machen vielleicht alte Damen. Der moderne Mensch trinkt seinen Kaffee im Stehen, im Gehen – eher nebenbei, jederzeit bereit, seiner Hauptarbeit nachzugehen.

Wir haben uns mittlerweile daran gewöhnt, den Kaffee mit auf unseren Weg zu nehmen. Filialen wie Starbucks schaffen ein neues Gefühl von Heimat, von Vertrautheit. Ähnlich wie die Stammkneipen es früher taten.

Wenn ich dieses Kapitel »Spiritualität to go« genannt habe, dann nicht, um Ihnen spirituelle Ressourcen in Pappbechern zu servieren! Es geht mir darum, dass Sie etwas mitnehmen, das Ihnen vertraut ist. Spiritualität findet nicht nur zu Hause oder in bestimmten Räumlichkeiten statt. Sie begleitet Sie, wenn Sie unterwegs sind. Sie können sie mitnehmen, wenn Sie auf der Suche sind. Wenn Sie das Leben mal wieder zweifeln lässt.

Wenn Sie mit Ihren spirituellen Ressourcen unterwegs sind, sind Sie achtsamer der Welt gegenüber. Sie werden staunen, was noch alles in Ihnen steckt. In der eigenen Beobachtung, im eigenen Tempo.

4.9.1 Anke und die Topfblume

Anke wuchs auf einem Bauernhof auf und heiratete auch einen Bauern. »Es wäre kein anderer Mann mit einem anderen Beruf in Frage gekommen«, sagt sie vehement. Anke liebt Tiere, die Natur und ihre Freiheit. Wenn sie bei ihren Kühen ist, ist sie glücklich. »Von meinen Kühen kann ich etwas lernen: Wie die auf der Weide stehen, Gras kauen, schlafen, wenn sie müde sind und immer gutmütig, das sind doch eigentlich spirituelle Wesen.« Anke arbeitet seit einiger Zeit in einem ambulanten Pflegedienst. Sie genießt die Fahrten von einem Patienten zum anderen. »So oft wie möglich fahre ich mit offenem Fenster. Die Sonne wärmt mich und die Natur duftet. Das ist so schön. Ich genieße es sogar, wenn es nach Kuhmist riecht. Ich fühle mich dann richtig geerdet!«

Aber auch Anke ist nicht immer so vergnügt bei der Arbeit, wie sie es eigentlich gern möchte. Die Patienten und Angehörigen sind oftmals schwierig, die Versorgung immer komplexer, die Kollegen werden immer weniger. Manchmal hat selbst Anke keine Kraft mehr. Eines Tages war es so weit, dass sie – von einem Heulkrampf überwältigt – anhalten musste. Sie stand auf einem Feldweg, ein Weizenfeld wog sich unterm sonnenblauen Himmel. Anke hat all das schon 1000-mal gesehen, gerochen und gespürt. Doch dieses Mal war es anders. »Ich fühlte mich so grenzenlos und aufgehoben, als wenn es doch noch etwas anderes gibt. Am liebsten wäre ich dort bleiben, das war so ein himmlischer Frieden. Ich bin nicht so richtig gläubig. Klar, Weihnachten in die Kirche, meine Kinder sind auch konfirmiert und den Pastor kennen wir vom Stammtisch. Aber dieses Erlebnis habe ich noch nie gehabt.«

Als sie danach zu einer Patienten fuhr, war sie immer noch ganz durchdrungen von diesem Glücksgefühl. Als sie die Grundpflege bei der Patienten durchführte, fiel ihr Blick auf eine kleine zarte Topfblume. Sie wusste sofort, was sie zu tun hatte: Sie musste einfach nur dieses Gefühl, dieses Staunen und Spüren, dass sie am Feldweg hatte, verankern, dann konnte sie diesen Zustand immer wieder abrufen.

Das setzte sie sofort um:
Bei Patientin 1: die Topfblume, bei Patient 2: ein kleiner Porzellanhund auf der Fensterbank, bei Patientin 3: ein Bild mit Sonnenblumen, bei Patient 4: die Plüschkatze, bei Patienten 5: der Trockenblumenstrauß, bei Patient 6: ein Steinherz usw.

»Mir war das bei meinen Patienten vorher gar nicht aufgefallen. Jeder hat in seiner Wohnung irgendein Symbol aus der Natur. Und indem ich diese Symbole ansehe, hole ich mir die Kraft zurück.«

Sinneseindrücke lösen bei uns automatisch Gefühle, Gedanken und Reaktionen aus. Wenn jemand das Wort »New York« sagt, denke ich automatisch an das Lied von Frank Sinatra: »I want to wake up in the city that never sleeps (…) New York, New York.« Da kann ich gar nichts dagegen machen. Wenn ich frischgemähtes Gras rieche, denke ich sofort an meine Kindheit – wie leicht und unbeschwert – und wenn ich Mandarinen rieche, erinnere ich mich an Weihnachten.

4.9.2 Übung – Spiritualität mit allen Sinnen

Anke konnte die Erinnerung an ihr spirituelles Erlebnis durch das Anschauen von Gegenständen wieder in Erinnerung rufen. Andere müssen es vielleicht anders in ihrem Körper verankern und brauchen einen anderen Sinneskanal.

Probieren Sie es mal aus:
1. Rufen Sie sich eine wohltuende Erinnerung ins Gedächtnis.
2. Wie haben Sie sich gefühlt? Was haben Sie gesehen? Was haben Sie gerochen? Was haben Sie gespürt und wahrgenommen?
3. Verbinden Sie dieses positive Gefühl mit einer Handlung (Drücken Sie z. B. Daumen und Zeigefinger zusammen)

Ein Beispiel:
Meine Großmutter wohnte neben einer Kirche in einem kleinen Dorf. Das Geläut der Kirchenglocken am Sonntagmorgen war für mich ein Weckruf für einen weiteren schönen Sommertag, den ich im blühenden Garten verbrachte. Mit meinen Freunden fuhr ich auf Sandwegen zu einem See, in dem wir baden konnten. Die Sonne schien eigentlich jeden Tag und der Sommer schien nie zu Ende zu gehen. Nachmittags aßen wir selbstgebackene Waffeln. Ich war glücklich.

Wenn ich heute Kirchenglocken höre, habe ich diese Erinnerung immer sofort wieder lebhaft vor Augen. Ich rieche die staubigen Straßen. Ich sehe das Sonnenlicht auf dem Wasser. Ich höre das Lachen der Kinder und die fröhlichen Rufe vom Ufer des Sees. Ich rieche den Duft der Waffeln.

Wenn ich dieses Gefühl haben will und keine Kirche in der Nähe ist, streiche ich einfach über meinen Ringfinger – und sofort geht es mir gut.

Haben Sie eine ähnliche Erinnerung?

4.9.3   Spiritualität – ein lebenslanger Begleiter

Spiritualität: Das heißt, sich selbst wichtig zu nehmen und sich wahrzunehmen. Die Übungen, die ich Ihnen in diesem Buch präsentiert habe, sollen Sie zunächst zur Selbsterkenntnis führen, Ihnen zeigen, wer Sie sind. Wenn Sie achtsam mit sich selbst umgehen, bekommen Sie Kraft. Das geht aber nicht von allein – dazu bedarf es der Übung. Es hat einen Grund, dass alle Meditationslehrer und andere spirituelle Meister lange Lehrzeiten haben. Wichtig ist es, nicht stehen zu bleiben, sondern sich immer wieder herauszufordern, nur dann kommen wir auf den Weg zu uns selbst und führen nicht das Leben der anderen. Das ist doch ein Grund zur Freude, oder? Wie schon Aristoteles gesagt hat: »Die Freude an der Arbeit lässt das Werk trefflich geraten.«

Spiritualität: Das heißt, mit dem, was wir haben, sorgsam umzugehen. Das sind Sie selbst. Sie sind Ihr eigenes Handwerkszeug. Wenn es Ihnen gut geht und Sie für sich sorgen, haben Sie Kraft für andere Menschen.

Spiritualität ist zu allen Zeiten da. Ob Sie an der Supermarktkasse stehen oder im Stau. Ob Sie bügeln oder nicht einschlafen können. Sehen Sie Spiritualität als etwas, das Sie trägt, Sie wachsen lässt und nicht als etwas, das zusätzlich noch Zeit kostet.

Spiritualität ist ein tragender Baustein unseres Lebens. Die spirituelle Entwicklung ist immer eine Persönlichkeitsentwicklung. Was wir in unserem Leben lernen und erfahren, lenken wir selbst – oft ohne es zu wissen. Es entspringt unserem Lebensplan. Denken Sie an die Entstehung der Welt oder die Evolution: Alles ist effektiv und zweckdienlich. Warum sollte es bei uns Menschen anders sein? Wir müssen uns nur selbst entdecken, um zu unserem ganz persönlichen Ziel zu kommen. Das hat nichts mit unserem Beruf oder der Karriere zu tun, sondern lediglich mit unserer Persönlichkeit. »Persönlichkeit ist, was übrigbleibt, wenn man Ämter, Orden und Titel von einer Person abzieht«, sagt Wolfgang Herbst, ein deutscher Schriftsteller.

Ich erinnere mich, dass ich im Handschuhfach meines Autos eine Tüte Salbeibonbons liegen habe. Wenn ich an der roten Ampel stehe und mir einen Salbeibonbon aus der Tüte hole, denke ich automatisch an mich. Ich habe dieses Salbeibonbons verankert mit meiner Spiritualität. Ich kann wählen, wie ich diese Zeit nutze, um wieder zu mir zu kommen:
- Bin ich im Moment zu sehr im Außen oder habe ich noch meinen inneren Kern im Blick?
- Habe ich das Gute im Schlechten gesehen? Gab es Krisenanzeichen?
- Wie sieht es mit meinen Alpha- und Theta-Frequenzen aus? Bin ich in letzter Zeit wieder zu viel auf der Beta-Frequenz zuhause?
- Sind meine Rituale, die ich in der Woche einbaue, noch die richtigen?
- Waren heute Anerkennung, Stimulation und Zeitstruktur im Einklang? Sorge ich noch für mich?
- Keine Lust zum Denken? Dann mache ich eine Atemübung
- An welchen Stellen habe ich meine Grenzen nicht gesetzt? An welchen Stellen kann ich mir mehr Raum nehmen?
- Habe ich mich gelobt, was habe ich heute toll gemacht?

Und manchmal lutsche ich nur den Bonbon und denke an gar nichts!

Wir stricken unser Leben, jeden Tag ein Stück weiter

Wir stricken unser Leben. Die einen stricken liebevoll und sorgsam, andere mühevoll und ungern.

Oft ist das komplizierte Muster vorgegeben und muss mit viel Konzentration bewältigt werden. Manche Strecken werden mühelos und freudig geschafft. Freundliche Farben, auch bunt gemischt wechseln mit grau ab. Auch die Qualität wechselt: mal weich und flauschig, mal hart und kratzig.

Es kommt auch vor, dass Maschen von der Nadel fallen, manchmal auch aus Versehen. Dann entstehen plötzlich Löcher, und das Muster wird unvollständig.

Es kann auch sein, dass der Faden reißt und neu angesetzt werden muss. Wir kennen das: neu anfangen. Es kann auch vorkommen, dass wir das Strickzeug in die Ecke werfen, um es dann doch wieder hervorzuholen.

Es wird für uns Menschen immer ein Geheimnis bleiben, wieviel Lebensfaden uns noch zu verstricken bleibt.

Wir haben die Nadeln in unserer Hand. Technik, Muster und Werkzeug können wir wechseln ...!

5 DAS TEAM IN DER PFLEGE – EINE SPIRITUELLE HERAUSFORDERUNG

Wer in der Pflege arbeitet, tut das nicht allein – zumindest in den stationären Einrichtungen ist Pflegearbeit vor allem auch Teamwork. Das Team aber ist, wie alle Teams, eine durch die gemeinsame Arbeit erzwungene Gemeinschaft. Eine Gemeinschaft von Ungleichen, die sich dem gleichen Ideal verschrieben hat: zu helfen und zu pflegen. So arbeiten in der Pflege Menschen aus verschiedenen Religionen und Kulturen, verschiedenen Alters und verschiedenen Berufen gemeinsam. Russinnen arbeiten neben Chinesinnen. Christen neben Muslimen, Ärzte neben Pflegenden, die 20-jährige Jennifer neben der 60-jährigen Marion.

Das geht oft wunderbar, aber nicht ohne Reibungen: Neid, Konkurrenz, mangelnde Kooperation sind an der Tagesordnung. Personalmangel, Arbeitsanforderungen und Zeitknappheit befeuern negative Entwicklungen eines Teams zusätzlich.

Immer wieder müssen sich alle im Team aufeinander kalibrieren, sich miteinander abstimmen. Die spirituelle Herausforderung besteht immer darin, die anderen so sein zu lassen, wie sie sind. Sie können niemanden ändern – aber Sie können lernen, die Menschen achtsam wahrzunehmen und achtsam mit ihnen umzugehen.

Lassen Sie uns im Folgenden einen kleinen Blick auf Ihre Kollegen werfen, in aller wertschätzenden Achtsamkeit.

5.1 Ihre Kollegen: alles echte Charaktertypen

Die kleinen Charakterskizzen, die Sie im Folgenden lesen werden, sind natürlich samt und sonders erfunden. In dieser »reinen« Form gibt es die Charaktertypen selten. Aber die Beispiele sollen Ihnen vor Augen führen, dass Sie es in Ihrem Team immer mit unterschiedlichen Menschen zu tun haben. Auch wenn Sie alle das Gleiche wollen (und tun) – Sie tun es unterschiedlich und Sie wollen es oft auch aus unterschiedlichen Motiven heraus.

Wenn Ihr Team funktionieren soll, müssen die unterschiedlichen Charaktertypen sich aufeinander einstellen. Das gelingt vor allem dann besonders gut, wenn die Andersartigkeit zunächst einmal wahrgenommen und angenommen wird. Es nutzt einem Team nichts, wenn es vom Perfektionsdrang einer Kollegin ständig genervt ist. Dieser Perfektionsdrang ist da. Er wird immer da sein – und manchmal wird er sogar notwendig sein. Das Team tut gut daran, sich mit diesem Charakterzug zu versöhnen – und die Kollegin so einzusetzen, dass ihr hervorstechender Charakterzug, die Perfektion, die Qualität im Team erhöht, statt alle permanent zu nerven.

Auch die »Unberührte« mag manchmal vielleicht verstörend sein, weil sie so wenig emotional reagiert. Aber in Prüfsituationen, wenn der MDK oder die Heimaufsicht ins Haus kommt, ist ein Charakter, der sich nur wenig beeindrucken lässt, Gold wert. Was spricht dagegen, gerade diese Kollegin als »prüferprobte« Mitarbeiterin mit zusätzlichen Kompetenzen für die MDK-Besuche auszustatten?

Lassen Sie uns also einen Blick auf Ihre Kollegen werfen – sie sind alles Charaktertypen. Sie sind, was sie sind. Vorausgesetzt: Sie nehmen das wahr und reagieren entsprechend.

5.1.1 Die Perfektionistin

Wenn Schwester Marie arbeitet, dann dauert das stets etwas länger. Sie will ein absolut perfektes Ergebnis abliefern. Ihre Dokumentationen sind lang, aussagekräftig und stets vollständig. Es gibt Seitenzahlen, Quer- und Rückverweise. Gespräche mit Angehörigen bereitet sie vor (und nach). Wenn am Wochenende oder zu anderen Zeiten jemand einspringen muss, heißt es nur: »Ruf doch eben Marie an« (wenn sie nicht ohnehin schon da ist, weil sie »geahnt« hat, dass es knapp werden könnte).

Erkennen Sie, was Marie antreibt: Sie hat ein typisches Antreiber-Verhalten, dass wir als »Sei perfekt« (vgl. S. 59) bezeichnet haben. Marie kann dieses Verhalten nicht einfach abstellen und Sie können das auch nicht für sie tun. Aber wie gehen Sie mit jemandem um, der so arbeitet wie Marie?

Zum einen können Sie es natürlich schätzen, dass Sie eine so umsichtige, einsatzbereite und stets engagierte Kollegin haben. Versuchen Sie nicht, Marie zu ändern. Das kann sie nur selbst. Und zum anderen können Sie überlegen, was Marie für Fähigkeiten in Ihr Team bringt: Sie ist durch ihren Perfektionismus Spezialistin für Details – auch für das Aufspüren von Fehlern. Damit ist sie die perfekte Person für die Qualitätssicherung, für Pflegeplanung und Dokumentation. Marie ist nicht unbedingt kontaktfreudig, sie ist aber wichtig, weil sie im Hintergrund für Ordnung sorgt. Ihre Fähigkeit liegt im Sinn für das Ganze, für die Vollkommenheit. Zeigen Sie ihr doch einmal Ihre Wertschätzung und holen Sie sich von ihr Rat, wenn Sie vor Aufgaben stehen, bei denen Sie noch zweifeln, wie Sie sie lösen sollen. Das Wahrnehmen und Spiegeln der besonderen Fähigkeiten der Kollegen führt zu mehr Achtsamkeit im Team und zu einer sinnvollen Arbeitseinteilung.

Impulsfrage

Gibt es in Ihrem Team auch eine Perfektionistin? Was macht sie gut?

5.1.2 Die Verbissene

Karla wäre gern so wie Marie: so perfekt und ständig bei allem die Beste. Karla strengt sich immer ordentlich an. Alles, was ihr leicht von der Hand geht, beachtet sie gar nicht richtig. Karla hat immer etwas zu tun. Wenn sie nicht die Patienten versorgt, geht sie mit viel Enthusiasmus an neue Projekte heran. Sie kann mit viel Initiative und Interesse Dinge umsetzen. Wenn neue Projekte oder Ziele anstehen, ist Karla dabei. Ob es sich um die Einführung neuer Standards, die Überarbeitung der Sturzprophylaxe oder um die Planung des Angehörigenabends handelt: Karla hat gleich jede Menge Ideen – die sie am liebsten auch ganz allein umsetzen würde, wenn man sie ließe. Das macht die Arbeit mit Karla manchmal anstrengend. Außerdem verlangt sie oft genauso viel von den anderen wie von sich selbst.

Trotzdem: Ihr Enthusiasmus ist ansteckend. Wenn Karla nicht unter Stress ist, merkt man, wie viel Kraft sie hat. Sie hat Durchhaltevermögen, ist zuverlässig, belastbar und engagiert. Karla ist jemand, die genau richtig für viele Arbeiten ist, die nach festen Regeln erledigt werden müssen. Sie ist eine echte Macherin, arbeitet alle Vorgaben der Reihe nach ab.

Im Team fällt Karla auf, weil sie ihre Kollegen gut motivieren kann: Wenn Karla mit dem Team gesprochen hat, erkennen die Teammitglieder, dass Absprachen, Pflegeplanungen und -standards einen Sinn ergeben. Sie halten sich dann auch gern an die Absprachen. Diese besondere Fähigkeit ist Karla gar nicht bewusst.

Zeigen Sie ihr doch einmal, dass ein »Team zu motivieren« oder »hohes Engagement« ganz besondere Fertigkeiten sind, die nicht jeder beherrscht. Das macht Karla »bedeutsam«, ohne dass sie »besonders« sein muss. Einmaligkeit hat bestimmt jeder im Team. Jeder auf seine Art und Weise. Achtsamkeit bedeutet, dass nicht alles selbstverständlich wahrgenommen wird. Wenn Achtsamkeit und Wertschätzung nicht nur leere Worte sind, wird das Herausfordernde und die Freude an der Arbeit in der Pflege wieder mehr Raum haben.

> **Impulsfragen**
>
> Gibt es in Ihrem Team auch eine »Verbissene«?
>
> Welche Tätigkeiten im Arbeitsablauf wären für diese Kollegin genau die richtigen?

5.1.3 Die Eilige

Hoppla, haben Sie das gesehen? Da sauste gerade Marianne an Ihnen vorbei. »Ich muss noch schnell mal … ich komme sofort … warte eben, ich bin gleich da …« Irgendetwas in dieser Art hat sie Ihnen noch zugerufen. Aber Sie kennen Marianne und wissen, dass sie immer auf dem Sprung ist. Marianne sitzt nie ruhig auf ihrem Stuhl, arbeitet nie ruhig und konzentriert. Sie vergisst deshalb auch das ein oder andere. Marianne verhält sich nach dem »Beeil dich«-Antreiber und versucht viel zu erledigen, die Fülle des Lebens auszuschöpfen und alles mitzunehmen. Kein Wunder, dass dabei Fehler entstehen.

Marianne kann aber wie keine andere »frischen Wind« in ihr Team bringen. Sie sprudelt über vor Ideen, stellt Altes auf den Kopf und will Neues ausprobieren. Dadurch reißt sie viele aus dem Team mit. Eingefahrene Muster – nicht mit Marianne! Wenn es mal schnell etwas zu organisieren gibt, ist es gut, wenn Marianne im Dienst ist. Dauert keine fünf Minuten und alles ist erledigt! Gibt es Notfälle, verliert Marianne bestimmt nicht den Kopf: Sie organisiert Hilfe, betätigt das Sauerstoffgerät, misst Blutdruck und Puls, tröstet Angehörige und schickt die anderen Bewohner/Patienten resolut auf ihre Zimmer, um dann ihren Kollegen zuzurufen, was sie zu tun haben. Marianne zeigt regelrechte Sprinterqualitäten. Wenn sich dann die Notsituation stabilisiert hat, wäre ein guter Zeitpunkt, Marianne eine Anerkennung auszusprechen – für die schnelle Übernahme der Organisation.

Ein Team begegnet sich nach einer Notsituation nicht selbstverständlich. Es ist eine andere Verbundenheit da. Die bewusste Hinwendung zueinander kann die Schwere und Belastung der Situation umwandeln in Dankbarkeit und Einklang. Es muss nur jemand aussprechen.

Impulsfragen

Haben Sie einer »eiligen« Teamkollegin schon einmal gesagt, sie soll mal ruhiger werden oder still sitzen? Was ist passiert?

Oder haben Sie ihr schon einmal für Ihre Eile gedankt? Was passierte daraufhin?

5.1.4 Die Ungerührte

Was auch immer passiert, Friederike verzieht keine Miene. Ob der MDK vor der Tür steht, ein Bewohner soeben verstorben ist oder das Haus brennt. Friederike reagiert in stoischer Gelassenheit, stets kompetent, aber seltsam unbeteiligt. Sie versucht Ruhe zu bewahren und distanziert sich stark von ihren Gefühlen und Empfindungen. Um Hilfe bittet sie nie. Im Team ist Friederike sicher mit Abstand diejenige, die am besten mit Krisen umgehen kann. Sie schätzt Hierarchien und klare Strukturen, die setzt sie auch selber gern. Im Team ist sie eher unpersönlich, da sie stark von ihrem Urteil über die Leistungsfähigkeit anderer beeinflusst ist.

Für Trost, Beistand oder einfach einen guten Rat ist Friederike eher nicht geeignet. Da wirkt sie barsch, abweisend und eben unempathisch. Aber für aufgebrachte und aggressive Angehörige hat sie die nötige Ruhe. Friederike kann sich dann gut distanzieren und trägt nicht alles mit nach Hause. Sie ist ehrlich und konstruktiv. Bei Teamkonflikten ist sie diejenige, die die Themen auf der Sachebene zusammenfassen kann und die nötige Distanz hat. Friederike ist stark. Sie fragt selten um Hilfe. Jeder im Team weiß, dass sie oft über ihre Grenzen geht. Es ist sicher nicht immer leicht, mit Frederike zusammen zu arbeiten, aber ihre Sachlichkeit wird von vielen Kollegen geschätzt.

Vielleicht würde es Friederike eine Freude machen, wenn das Team ihr vermitteln würde, dass sie ein tragender Pfeiler des Teams ist. Vielleicht wäre es sogar möglich, dass das Team Friederike wirklich offen begegnen könnte. Das würde vielleicht sogar die »ungerührte« Friederike freuen. (Vielleicht nur heimlich, aber das wäre ja egal).

Impulsfragen

Gibt es in Ihrem Team eine »Ungerührte«?

Für welche Aufgaben brauchen Sie an Ihrer Arbeitsstelle diese Ungerührtheit, diese beständige Disziplin?

5.1.5 Die Vielgeliebte

»Komm, erzähl mal ...« Das ist ein Satz, der Sonja gut beschreibt. Sonja stabilisiert die Gefühlsbeziehungen im Team. Sie leistet schwachen Teammitgliedern gern und ohne auf eigene Vorteile bedacht zu sein Unterstützung. Sie hat eine gute Intuition für zwischenmenschliche Beziehungen. Bei den Angehörigen ist sie die beliebteste Gesprächspartnerin. Auch das Team und die Leitung lieben sie gleichermaßen: Sonja springt oft ein, wenn wieder mal ein Engpass auf der Station entsteht. Ihre Fähigkeit »Nein« zu sagen ist nämlich kaum ausgeprägt. Da könnte sie noch Unterstützung gebrauchen. Man spürt selten Widerstand bei Sonja und sie bezieht auch keinen eigenen Standpunkt in Teamsitzungen.

Aber wenn jemand ihr Team kritisiert, bekommt er richtig Contra! Sonja stellt sich rückhaltlos vor ihr Team und duldet kein Wenn und Aber. Wenn Teamsitzungen, Übergaben oder Fallgespräche eine Moderation brauchen, ist Sonja die Richtige. Sie lässt alle ausreden und achtet darauf, dass jeder zu Wort kommt. Auch als Vertrauensperson macht sie sich gut im Team. Sie ist sehr hilfsbereit und arbeitet mit viel Engagement. Sonja ist mit einer offenen, freudigen Einstellung bei der Arbeit unterwegs und hat viele bereichernde Begegnungen.

Für Sonja wäre es bestimmt eine Wertschätzung, wenn sie erführe, wie kostbar und auch heilend sie für viele Menschen ist. Denn es sieht ja fast so aus, als wenn sie ihren Nächsten mehr liebt als sich selbst ...

Impulsfrage

Meinen Sie, dass eine »Vielgeliebte« auch einmal garstig werden kann? Was muss dazu passieren?

5.2 Die drei wichtigsten spirituellen Ressourcen fürs Team: Achtsamkeit, Vertrauen und Rituale

5.2.1 Achtsamkeit im Team

Achtsamkeit und damit auch die Fähigkeit zur Selbstreflexion bilden in turbulenten Zeiten des Gesundheitswesens das Rückgrat eines Pflegeteams. Die wichtigen Merkmale sind dabei das genaue Hinschauen, eine einfühlsame Kommunikation und Interaktion sowie eine wertfreie annehmende Haltung – sich selbst und anderen gegenüber erwiesen. Das ist nicht immer einfach und es gehört viel Selbstdisziplin dazu. Der griechische Philosoph Sokrates (470–399 v. Chr.), der in vielem auch heute noch ein guter Ratgeber ist, hat uns eine wichtige Regel für eine achtsame Kommunikation hinterlassen.

Die sokratische Empfehlung

Zu Sokrates kam ein aufgeregter Schüler und sagte: »Sokrates, höre, was ich über Phaidon erfahren habe ...«

»Halt, halt mein Freund«, unterbrach ihn Sokrates, »hast du deine Geschichte durch die drei Siebe geschickt?«

»Welche drei Siebe?«, frage der Schüler erstaunt.

»Nun«, erwiderte Sokrates, »bevor du mir etwas über einen anderen Menschen erzählst, frage dich: **Ist es wahr? Ist es wichtig? Ist es nützlich?** Wenn die Geschichte, die du mir erzählen willst, nicht wahr ist, nicht wichtig ist und nicht nützlich ist, dann vergiss sie besser und belaste mich nicht damit!«, sagte Sokrates lächelnd.

Wie entspannend wäre es, wenn wir diese Regel aufmerksam befolgen würden. Wie viel Zeit könnten wir sparen. Wie viel Klatsch müssten wir nicht hören. Ein Team, das an sich arbeiten möchte, sollte sich die sokratische Empfehlung der drei sokratischen Siebe an die Pinnwand im Dienstzimmer hängen, um sie nicht zu vergessen.

Jedes Team wächst im achtsamen Miteinander durch das Mit-Teilen, in der Mit-Freude, im Mit-Gefühl und im Respekt vor der Einzigartigkeit jedes Einzelnen. Trotz aller Eigenarten, die jeder hat. Teamsynergien entstehen durch die Fokussierung auf gemeinsame Ziele und nicht unter dem Fokus auf die Differenzen. Die hohe Verantwortung der Teammitglieder, die Klienten sorgfältig zu versorgen und ihnen ein würdevolles Leben zu ermöglichen, wird in einem intakten, starken Team ohne Energieverluste getragen. Indem jedes Teammitglied anerkennt, wie jeder sein Bestes gibt, richtet sich die Wahrnehmung aller auf das Wesentliche aus: die unterschiedlichen Arbeitsweisen, Professionen und Fähigkeiten der Kollegen gelten zu lassen und zusammenzuführen. Das geht nicht ohne Übung: Jedes Teammitglied muss lernen, Fehler behutsam anzusprechen, die Fähigkeiten bei anderen wertzuschätzen. Wobei am Anfang aller Arbeit steht, den anderen überhaupt wahrzunehmen.

Ein zweiter Schritt ist es, die Rollen im Team klar zu benennen, Teamziele am Jahresanfang zu vereinbaren und am Jahresende auszuwerten. Sich als Person und als Team gegenseitig zu achten und zu feiern (!) ist eine prozesshafte Entwicklung. Sichtbare Erfolge dieses Bemühens können (wieder) Freude an der Arbeit und ein Gewinn an Lebensqualität sein.

5.2.2 Übung – die drei sokratischen Siebe

Versuchen Sie im Team die nächste Übergabe oder Fallbesprechung nach dem »sokratischen Filter« zu gestalten. Was ist wahr? Was ist wichtig? Was ist nützlich?

Gerade Übergaben in der Pflege sind »Brutstätten« des nutzlosen Tratsches, des belanglosen Austausches. Oft bleiben dabei wichtige Informationen auf der Strecke. »Übrigens beweisen viele Träger, dass man sehr gut ohne Übergabe auskommt. Ich kenne einen Träger, der seine Mitarbeiter bat, in Arbeitsgruppen der Frage nachzugehen, wozu Übergaben notwendig sind und was passiert, wenn es keine mehr gibt. Die folgenden Zitate sprechen Bände.

»Wie wir Übergaben wahrnehmen:
- Häufig wird über Dinge gesprochen, die nicht dokumentiert wurden.
- Es wird wiederholt über Dinge gesprochen, aus denen keine Maßnahme folgt und die schon mehrfach diskutiert wurden.
- Häufig dient die Übergabe nur zur Stillung des Kommunikationsbedürfnisses Einzelner.
- Dinge, die besprochen werden, sind häufig nicht wichtig, nicht mehr aktuell, gehören zum ›Tagesgeschäft‹ und sind eigentlich nicht in besonderem Maße erwähnenswert.
- Die Leistungs-, Pflege- und Lebensqualität des Patienten und auch der Pflegeprozess stehen bei der Übergabe nicht im Vordergrund.
- Übergabe erfolgt bisher teilweise wenig strukturiert, wird häufig durch Störungen unterbrochen.
- Teilweise unsachliche Kommunikation (kann auch Anlass/Auslöser für Konflikte sein).

Nach dem Abschaffen der mündlichen Übergaben hörten sich die Mitarbeiter so an:
- Schriftliche Informationen selbst zu lesen kostet nicht mehr Zeit, sondern deutlich weniger.
- Man wird sich der Dokumentation bewusster, d. h. man dokumentiert Wichtigeres und Wesentlicheres.
- Man stellt fest: ›Mensch, das liest ja (doch) jemand …‹
- Man wird sensibilisiert für Unnötiges/Überflüssiges, Wiederholungen, Einträge ohne Erkenntnisgewinn.
- Eingesparte Zeit kann tatsächlich in Fallbesprechungen und für besondere Fälle umgesetzt werden.
- Fördert die Sicherheit im Umgang mit dem Pflegedokumentationssystem.«[53]

Sollte sich herausstellen, dass Ihre Übergaben durch die sokratischen Siebe rieseln, dann können Sie die gesparte Zeit künftig für Fallbesprechungen oder andere, wichtige Besprechungen nutzen.

5.2.3 Übung – auf den Gong lauschen

Leiten Sie jede zweite Teamsitzung mit einem Gong ein und schließen Sie sie mit dem Gongschlag. Lassen Sie den Ton verhallen, horchen Sie ihm nach. Dann beginnen Sie damit, die unterschiedlichen inhaltlichen und persönlichen Aspekte eines Themas zu sehen und gemeinsam zusammenzubringen. Der Gong sensibilisiert Ihre Achtsamkeit. Der Ton bringt Sie ohne große Mühe ins Hier und Jetzt, lässt Sie gegenwärtig sein.

5.2.4 Vertrauen im Team

Ihre Kollegen sind nicht nur Konkurrenten, Neider, manchmal nervig oder total unfähig. Das mag alles vorkommen, aber vor allem sind Ihre Kollegen vor allem Kollegen im besten Sinne: Alle gemeinsam arbeiten Sie an einem

---

[53] König, J. (2015). Pflegedokumentation im Krankenhaus – gewusst wie. Hannover: Schlütersche, S. 116 f.

Ziel: der guten Versorgung der Klienten. Da ist es schon gut, wenn man einander vertraut. Teammitglieder, die sich in ihrem Team wohlfühlen, geben oft als Grund an: »Wir können aufeinander zählen.« Gegenseitiges Vertrauen ist eine der wichtigsten Fähigkeiten im Umgang miteinander und auch ein Klebstoff fürs Team.

Wer anderen vertraut, dem wird oft auch Vertrauen entgegengebracht. Umgekehrt gilt oft: Wer anderen misstraut, hat die Erfahrung gemacht, enttäuscht worden zu sein. Wenn das wiederholt passiert, sieht er sich in seiner Skepsis bestätigt. Diese Bestätigung ist vertrauter als das Wagnis erneuten Vertrauens. Warum sollte dieser Mensch also vertrauensvoll handeln? Er hat doch die gegenteilige Erfahrung gemacht.

Wie verhalten Sie sich, wenn Ihnen jemand misstrauisch begegnet? Gehen Sie auf denjenigen mit offenen Armen zu? Nein, wohl eher nicht. Die meisten von uns werden ebenfalls abweisend und zurückhaltend reagieren. Unser Verhalten wird bestimmt von unseren Erwartungen, andere Menschen reagieren darauf entsprechend.

Sie haben sicherlich schon einmal von dem Phänomen der »selbsterfüllenden Prophezeiung« gehört. Kurz gesagt: Es erfüllt sich das, was wir erwarten. Unsere Haltung oder unser Umgangsstil ruft in anderen Menschen genau diejenigen Verhaltensweisen hervor, die wir insgeheim erwarten.

Das bekannteste Beispiel für die selbsterfüllende Prophezeiung ist der Placebo-Effekt: Ein eigentlich wirkungsloses Medikament hilft, reduziert Schmerzen oder andere Beeinträchtigungen. Auch den Nocebo-Effekt gibt es: Man erwartet, dass ein Medikament so und so wirkt – und so kann die reine Vermutung, man würde eine Überdosis »Schlafmittel« nehmen, tatsächlich zu körperlichen Reaktionen wie Schwitzen, Fieber, Bewusstseinstrübung führen.

Tatsächlich bestimmt unser Glauben darüber, was wir können oder tun. Wenn wir Negatives erwarten, wird das eintreten bzw. wir werden Ergebnis eher negativ interpretieren. Schon allein deshalb, weil unser Fokus auf das Negative gerichtet ist. Der Mensch, der immer nur Enttäuschungen erwartet, wird sie erleben. Er ist schlicht gar nicht mehr in der Lage, freudige Überraschungen als solche zu sehen.

Wenn es also um das Vertrauen geht – und jeder von uns hat schon einmal erlebt, dass sein Vertrauen enttäuscht wurde – dann geht es um etwas Grundsätzliches: Vertrauen ist die Fähigkeit, nicht auf seinen schlechten Erfahrungen sitzen zu bleiben. Vertrauen ist vor allen Dingen eine Einstellung, eine Haltung gegenüber anderen Menschen.

Die Perspektive des Vertrauens liegt immer in der Zukunft: Wer Vertrauen hat, der leistet einen Vorschuss an Optimismus. Ist dem anderen dieses Vertrauen bewusst, fühlt er sich – im Normalfall – verpflichtet, sich dieses Vertrauens würdig zu erweisen. Wer jemandem etwas zutraut, verlässt sich auf ihn.

Vertrauen heißt, das Tun des anderen ist mir nicht egal, sondern ich bin im Gegenteil der Überzeugung: Der Andere wird das schon hinkriegen. Ich verlasse mich auf ihn. Wer auf Sicherheit setzt und Gewissheit sucht, findet eine solche Haltung anstrengend und unangenehm. Denn anderen zu vertrauen ist immer mit dem Risiko verbunden, enttäuscht zu werden. Wenn ich aber nicht vertraue, nehme ich mir die Möglichkeit, gute Erfahrungen zu machen und eine vertrauensvolle Beziehung zu meinen Kollegen aufzubauen. Außerdem arbeitet es sich viel besser mit dem Gedanken, dass es liebenswerte und vertrauenswürdige Kollegen bei der Arbeit gibt. Eine gute Vertrauensbasis ist wichtig für unser seelisches und körperliches Wohlbefinden, unsere Beziehungen und für unser Seelenheil.

Wenn wir kein Vertrauen hätten, morgens aufzuwachen, würden wir die Nacht sorgenvoll und wach verbringen. Die Angst, irgendwann einzuschlafen und nicht wieder aufzuwachen nähme überhand. Wir wären in kurzer Zeit ein Nervenbündel. So ist es auch, wenn wir anderen misstrauen. Wir müssen ständig auf der Hut sein, ausgenutzt und benachteiligt zu werden. Wir verspüren den ständigen Drang, kontrollieren zu müssen. Wir schauen stets über die Schulter. Wenn das Ihre tägliche Arbeitshaltung ist, dann läuft in Ihrem Team etwas grundsätzlich schief. Darüber sollten Sie dann reden. Vielleicht ist Ihre Wahrnehmung gar nicht richtig? Vielleicht sind Sie auch einfach im falschen Team?

Zurück zu unseren Charaktertypen von gerade eben. Angenommen, Sie sind eher der verbissene Typ und haben sich schon x-mal über Ihre Kollegin Marianne aufgeregt, weil sie immer alles schnell, schnell erledigt und Sie dann ihre Fehler ausbügeln müssen – Lernen Sie Mariannes positive Seiten wertzuschätzen, betonen Sie die guten Eigenschaften.

Wenn Sie Dienstschluss haben und Marianne die Schicht übernimmt, können Sie Vertrauen üben: Sagen Sie sich einfach, dass Marianne es schaffen wird, den 30 Bewohnern Ihrer Station »Gute Nacht« zu sagen. Sagen Sie sich, dass Marianne es schaffen wird, vor der Übergabe zum Nachtdienst die Rezepte an die Apotheke gefaxt, den Katheter von Frau B. gespült, die Mundpflege bei den palliativen Patienten durchgeführt und viele andere Extras außerhalb der normalen Grundpflege getan zu haben.

Und wenn das nicht so sein sollte? Dann schauen Sie doch mal, ob ein vermeintlicher »Fehler« von Marianne wirklich ein Fehler war – oder nur eine Nichterfüllung auf Ihrer seitenlangen Arbeits-Liste (die außer Ihnen niemand führt).

Vielleicht ist in der Nachtschicht Marie eingesetzt, die Perfektionistin. »Was für ein Glück«, können Sie jetzt denken. »Marie wird die Fehler gleich finden und kann sie ausbügeln.« Das Vertrauen und das gesunde Bewusstsein in Ihre eigenen Stärken und in die Stärken der anderen unterstützt die vorhandene Profession, die jede Pflegekraft mitbringt. Auch Ihre Kollegen sind gut ausgebildet, haben viele Erfahrungen gesammelt und arbeiten nach bestem Wissen und Gewissen. Mehr geht nicht!

Jede Pflegekraft sollte ihren Platz im Team haben und wissen, in welchen Tätigkeiten sie gut aufgehoben ist. So kann sie sich darauf konzentrieren, ob ihre Kompetenz für die Tätigkeit, die gerade anfällt, hilfreich ist oder nicht. Man kann sich dann auch einmal bescheiden zurückziehen.

5.2.5 Übung[54] – Was Ihr Team so alles kann

Markieren Sie links auf der gepunkteten Linie alle die Aussagen mit einem Pluszeichen (+), die von Ihrem Team tatsächlich geleistet werden. Auf der gepunkteten Linie rechts markieren Sie die Aussagen mit einem Pfeil (↗), bei denen Sie denken, Sie selbst können einen konstruktiven Einfluss auf das Team nehmen.

Was kann mein Team schon?

.... stellt einen Pool an Erfahrungen und nützlichen Ratschlägen zur Verfügung ....

.... ist kompetent im Umgang mit punktuellem Stress ....

.... gibt Anleitung zum umsichtigen Handeln

.... bezieht alle Mitglieder mit ein ....

.... zeigt fachliche Kompetenz ....

.... zeigt persönliche Kompetenz ....

.... trifft klare Absprachen im Umgang miteinander ....

.... hat die Fähigkeit, positive und negative Seiten seines Miteinander zu reflektieren ....

.... hat den Mut, sich solidarisch zu zeigen (»so, wie es mir geht, geht es auch anderen«) und hilft dabei, dass sich einzelne nicht abwenden ....

.... vertraut den Kollegen, die den nächsten Dienst übernehmen ....

.... weckt Hoffnung und Zuversicht gegen Ohnmacht und Resignation ....

Finden sich links viele Pluszeichen, können Sie mit den Arbeitsbedingungen in Ihrem Team recht zufrieden sein. Häufen sich rechts noch die Pfeile, so wissen Sie, dass noch eine Wegstrecke vor Ihnen liegt.

5.2.6 Rituale fürs Team

Gedenksitzungen zum Andenken an Verstorbene sind in vielen stationären Pflegeeinrichtungen schon Alltag. Sie sind nicht nur eine liebenswür-

---

[54] Angelehnt an Fengler, J. (1996). Konkurrenz und Kooperation in Gruppe, Team und Partnerschaft. München: Pfeiffer, S. 205

dige Aktion, sondern ein wichtiger Teil der Teampflege. Die persönlichen Gefühle und Gedanken, die Erinnerung an die Verstorbenen, der gegenwärtige Augenblick werden bewusst wahrgenommen. In einem zweiten Schritt tauschen sich die Anwesenden manchmal auch über ihre Gefühle aus. Dazu gehört Vertrauen und der Mut, sich selbst verletzbar zu präsentieren. Aber das sind wichtige Schritte für ein Team, das mehr verbindet als nur dieselbe Arbeit.

Eigene Gefühle, Glaubensmuster und Einstellungen zu Krankheit, Sterben und Tod zu reflektieren, kann eine Hilfestellung sein. Diese Reflexion geschieht nicht nur mit dem Verstand, sondern auch über Fühlen und Ausdruck von Gefühlen. Die Verbindung zu sich selbst nicht zu verlieren, zu den eigenen Bedürfnissen, Ängsten, aber auch zu Ressourcen und Glaubenssätzen ist fast die wichtigste Kraftquelle überhaupt. Sie ermöglicht auch echte Verbundenheit mit anderen. Über Verbundenheit hat der Religionsphilosoph Martin Buber[55] in seinem Buch »Ich und Du« Gedanken formuliert, die das Gespräch mit dem Anderen als Grundlage und Chance für die Verwirklichung einer echten Gemeinschaft sehen.

In dem Augenblick, in dem ich den anderen Mensch (DU) als ein wirkliches und wahrhaftiges Gegenüber für mich (ICH) wahrnehme, ist die Rede von einer Gegenwart, bei der zwei Menschen zu Menschen werden. »Der Mensch wird am DU zum ICH«.[56] Die Einzigartigkeit des Menschen lässt eine Begegnung auf einer tieferen Ebene zu.

Der Ausdruck von Gefühlen und wahrhaftiger Begegnung mit der Seele und dem wahren Ich eines Kollegen ist auf der Station oft nicht möglich und auch nicht nötig. Auf einer Gedenksitzung dagegen schon, wenn diese Gedenksitzungen nicht nur oberflächlich gemeint sind, sondern den Charakter eines Rituals haben.

Rituale können Begegnungen, wie Martin Buber sie meinte, unterstützen. Sie fördern die Einzigartigkeit des Menschen und lassen eine Begegnung auf einer tieferen Ebene zu. Ein Ritual gibt unterschiedlichen Gefühlen Raum:

---

[55] Buber, M. (1985). Ich und Du. Heidelberg: Lamberg, S. 36
[56] Ebd.

Wut, Dankbarkeit, Freude, Ärger. Rituale bieten darüber hinaus auch Schutz. So ist es möglich innerhalb eines Rituals – ob bei einer Gedenkfeier oder einer besonderen Teamsitzung – den Teamgeist zu entwickeln.

Es fällt dann leichter, eigene Fehler zuzugeben. Es fällt dann leichter, die Kollegen um Verzeihung zu bitten: »Es tut mir leid, ich glaube, meine Einschätzung war falsch.« Mit diesem Eingeständnis gefährden Sie nicht Ihre Stellung im Team, sondern stärken sie eher.

Für gelingende Teamarbeit ist das von zentraler Wichtigkeit. Wenn jeder den Wert der eigenen Arbeit weiß und anerkennt, muss das nicht an Klienten erarbeitet werden. Dabei geht es nicht um Identifikation mit den Kollegen, sondern um Respekt. Bleiben Sie bei sich selbst. Ihre eigene Achtsamkeit sollte weiterhin im Fokus stehen. Wenn Sie Ihre eigenen Bedürfnisse und Gefühlen ergründen, dann werden Sie automatisch achtsamer miteinander umgehen. Sie geben den Standort an: Was fühle ich gerade? Warum hat mich dieser Fehler so aufgebracht? Was steckt für ein Bedürfnis dahinter? Dann kehren Sie zu sich selbst zurück, nehmen sich selbst achtsam wahr. Sie können einfühlsamer, gelassener und besonnener reagieren. Mit allem Respekt und Vertrauen.

5.2.7 Übung – Entwerfen Sie ein Teamritual

Mit welcher Kollegin könnten Sie ein Teamritual entwerfen?

Hier einige Ideen:
- Gong am Anfang einer Teamsitzung
- Einmal die Woche gemeinsam frühstücken
- Einen jährlichen Teamtag
- Am Anfang eines Jahres Teamziele mit dem Team erarbeiten und auf Karten schreiben – jeder darf eine Karte ziehen und ist persönlich für dieses Ziel verantwortlich
- Einmal im Monat eine halbe Stunde zusammensitzen und nur darüber sprechen, was positiv war

6 SALUTOGENESE – BITTE BLEIBEN SIE GESUND!

Seit den 1980er Jahren gibt es eine bemerkenswerte Richtung in der Psychologie, die Salutogenese. Sie wurde von dem jüdischen Therapeuten Aaron Antonovsky[57] entwickelt. Bei der Behandlung von Holocaust-Opfern hatte er die Feststellung gemacht, dass ähnliche Foltererfahrungen bei den einen zum Zusammenbruch und zur Krankheit führten, den anderen hingegen stärker und gesünder werden ließen. Woran lag das? Warum war es möglich, dass Menschen auch unter schwierigsten Lebensbedingungen gesund bleiben und Stresssituationen meistern? Was war das Geheimnis dieser Menschen?

In den folgenden Jahren arbeitete Antonovsky sein Kohärenz-Konzept heraus, mit dem er die Persönlichkeitseigenschaften widerstandsfähiger und gesunder Menschen umfassend beschrieb.

Kohärenzgefühl, das heißt: Ein Mensch vertraut darauf, dass es Zusammenhalt und Sinn im Leben gibt. Er hat die Zuversicht, dass das Leben nicht einem unbeeinflussbaren Schicksal unterworfen ist. Damit vollführte Antonovsky einen Perspektivwechsel: Er erforschte von nun an, was die Menschen gesund macht und nicht, was sie krank machte. Dabei fand Antonovsky heraus, dass jeder Mensch im Lauf seiner persönlichen Entwicklung eine allgemeine Grundhaltung gegenüber den Herausforderungen der Welt und gegenüber dem eigenen Leben erwirbt. So groß Belastungen, Stress und Risiken im Leben auch sein mögen, diese innere Stärke gründet nach Antonovsky vor allem auf einer bestimmten geistigen Haltung:

1. Die Welt wird als etwas wahrgenommen, das im Prinzip verständlich, konsistent, strukturiert und geordnet ist. Sie ist keine Ansammlung rätselhafter, zufälliger und unerklärlicher Vorgänge. Auch unangenehme Überraschungen und schwere Schicksalsschläge zerstören diese Weltsicht nicht – alles kann geschehen, aber es ist letztlich erklärbar und in einen größeren Zusammenhang einzuordnen. Diese Einstellung erlaubt es, eine

---
[57] Antonovsky, A. (1997), Salutogenese. Zur Entmystifizierung der Gesundheit, Hrsg. Alexa Franke, DGVT

Art existenzieller Zuversicht zu haben, nicht in Panik zu verfallen und die Dinge realistisch einzuschätzen. Sie ist das Gegenteil von Paranoia, einer verschwörungstheoretischen Sicht der Welt.
(Verstehbarkeit)

2. Das Leben ist eine Aufgabe, die gelöst werden kann: Manchmal bedarf es dazu großer Anstrengungen, guter Freunde, eines Arztes, Leuten, denen man vertrauen kann – man braucht Ressourcen, denn allein und aus sich heraus kann man es oft nicht schaffen. Aber diese Ressourcen zu mobilisieren und zu nutzen ist möglich. Niemand muss ein hilfloses Opfer der Umstände sein. Es kommt nur darauf an, seine eigenen Kräfte und fremde Hilfe richtig einzusetzen. Schwierige Situationen, Krisen und Probleme können gemeistert werden.
(Handhabbarkeit)

3. Das Leben ist jede Anstrengung, jede Mühe wert. Weil es so viele wertvolle und sinnvolle Dinge in ihm gibt, lohnt es, sich zu engagieren und Probleme aktiv zu bewältigen. Leben ist Kampf, aber dieser Kampf kann gewonnen werden.
(Bedeutsamkeit)

Antonovsky definierte sein Kohärenz-Konzept so: »Das Gefühl der Kohärenz, des inneren Zusammenhangs, ist eine globale Orientierung, die ausdrückt, inwieweit jemand ein sich auf alle Lebensbereiche erstreckendes, überdauerndes und doch dynamisches Vertrauen hat, dass die Reize aus der inneren und äußeren Welt im Laufe des Lebens strukturiert, vorhersagbar und erklärbar sind, dass es Mittel und Wege gibt, die Aufgaben zu lösen, die durch diese Reize gestellt werden, und dass diese Aufgaben Herausforderungen sind, für die es sich lohnt, sich zu engagieren und zu investieren.«[58]

Damit ein Kohärenzgefühl entstehen kann, sind die eben beschriebenen drei Faktoren notwendig:
1. Verstehbarkeit (Überschaubarkeit und Erklärbarkeit der Lebenserfahrung)
2. Handhabbarkeit (Balance zwischen Überbelastung und Unterbelastung)
3. Bedeutsamkeit (Teilhabe an Entscheidungsprozessen)

---
[58] Ebd.

Antonovsky legte starken Wert auf die Selbstverantwortung. In unserem Alltag gibt es viele Entscheidungen zu treffen. Oftmals ist uns gar nicht bewusst, dass es unsere Verantwortung ist, mit den Dingen in der Welt umzugehen. Gehen wir es doch einfach mal für Sie als Pflegekraft durch:

- Verstehbarkeit beinhaltet die Transparenz und Verlässlichkeit bei allen pflegerischen und organisatorischen Tätigkeiten. Damit ist sowohl die eigene Arbeit als auch die der Kollegen gemeint. Wenn Pflegekräfte ihr Umfeld nachvollziehen können und neue Erfahrungen sammeln, werden sie auch ihre persönlichen Ressourcen stärken, um die Balance zwischen einem Zuviel und einem Zuwenig finden. Sie lernen wieder zu vertrauen.
  - Tipp: Wenn eine Kollegin etwas tut oder sagt, was Sie nicht verstehen, dann fragen Sie sie doch einfach. Das ist leichter und spart Energie. Oder wollen Sie sich den ganzen Abend über diese Kollegin ärgern?
- Handhabbarkeit meint, dass Pflegekräfte das Gefühl benötigen, ihre Aufgabe zu bewältigen und ggf. auf andere Ressourcen der Einrichtung zurückgreifen zu können: z. B. Kompetenzsteigerung durch Fortbildung, Stärkung durch das kollegiale Umfeld, durch Supervision.
  - Tipp: Richten Sie Ihren Blick darauf, was Sie heute alles geleistet haben und nicht auf das, was alles liegen geblieben ist.
- Bedeutsamkeit beinhaltet Teilhabe an Entscheidungsprozessen und Förderung der Eigenverantwortung. Anerkennung und Wertschätzung gehören dazu.
  - Tipp: Warten Sie nicht auf die Anerkennung Ihrer Vorgesetzten, sondern üben Sie, sich im Team gegenseitig zu loben. Machen Sie sich auch klar, an welchen Stellen Sie mitreden können, wenn es um Ihren Beruf geht. Wer immer nur das Gefühl hat, die Entscheidungen über die eigene Zukunft lägen in der Hand fremder Mächte, der verliert den Kontakt zu seinen eigenen Ressourcen.

6.1 Übung – der Kohärenz-Fragebogen[59]

Eine Kurzfassung des Kohärenz-Fragebogens, wie ihn Antonovsky bei seinen Untersuchungen verwendete, soll Ihnen ermöglichen, Ihre eigene Lebens-Orientierung herauszufinden.

---
[59] Nach L.I.F.E., Lüneburg, Seminarunterlage

Bei jeder Frage sind sieben Antworten möglich: 1 und 7 markieren die Extrem-Antworten. Kreuzen Sie den Wert an, der Ihnen entspricht, und addieren Sie alle Werte zum Schluss.

Geht es Ihnen oft so, dass es Ihnen egal ist, was um Sie herum vorgeht?
sehr oft   1   2   3   4   5   6   7   selten oder nie

Sind Sie in der Vergangenheit über das Verhalten von Menschen erstaunt gewesen, von denen Sie glaubten, dass Sie sie gut kennen?
kam ständig vor   1   2   3   4   5   6   7   geschah nie

Ist es vorgekommen, dass Menschen Sie enttäuscht haben, auf die Sie fest gezählt hatten?
kam ständig vor   1   2   3   4   5   6   7   geschah nie

Bis jetzt hatte Ihr Leben
keine klaren Ziele oder überhaupt keinen Sinn   1   2   3   4   5   6   7   sehr deutliche Ziele

Haben Sie das Gefühl, dass Sie unfair behandelt werden?
sehr häufig   1   2   3   4   5   6   7   selten oder nie

Haben Sie das Gefühl, dass Sie in einer ungewohnten Situation sind und nicht wissen, wie Sie sich verhalten sollen?
sehr häufig   1   2   3   4   5   6   7   selten oder nie

Zu tun, was Sie jeden Tag tun, ist ...
voller Unlust und Langeweile   1   2   3   4   5   6   7   voll tiefer Befriedigung und Spaß

Sind Ihre Gefühle und Gedanken sehr durcheinander?
sehr häufig   1   2   3   4   5   6   7   sehr selten oder nie

Kommt es vor, dass Sie Gefühle spüren, die Sie lieber nicht hätten?
sehr häufig   1   2   3   4   5   6   7   sehr selten oder nie

Viele Menschen, auch solche mit einem starken Charakter, fühlen sich in bestimmten Situationen manchmal wie Verlierer. Wie häufig haben Sie sich in letzter Zeit so gefühlt?

nie   1   2   3   4   5   6   7   sehr häufig

Wenn etwas geschehen ist, wie haben Sie das Ereignis im Allgemeinen beurteilt?

ich habe seine Bedeutung unter- oder überschätzt   1   2   3   4   5   6   7   ich habe die Dinge richtig eingeordnet

Wie oft haben Sie das Gefühl, dass die Dinge, die Sie täglich tun, sinnlos sind?

sehr häufig   1   2   3   4   5   6   7   sehr selten oder nie

Wie häufig haben Sie Gefühle, die Sie kaum unter Kontrolle halten können?

sehr selten   1   2   3   4   5   6   7   sehr selten oder nie

Liegt Ihr persönlicher Wert über 53 Punkten, sind Sie überdurchschnittlich »kohärent«. Liegt er darunter, gibt es noch etwas zu tun!

Antonovsky unterscheidet persönliche und soziale Ressourcen. Als persönliche Ressourcen zählt er auf:
- Seelische Gesundheit
- Kohärenzgefühl
- Zuversicht bzw. Optimismus
- Eine durchgängige hoffnungsvoll-zuversichtliche Lebenseinstellung, die Misserfolge überdauert
- Die subjektive Überzeugung, wichtige Ereignisse im Leben selbst beeinflussen zu können
- Selbstvertrauen als die Überzeugung, die Kompetenz zu besitzen, Problemsituationen bewältigen zu können
- Herausforderung als Überzeugung, dass Veränderungen normal und Anreize zum Wachstum sind
- Selbstwertgefühl

- Ein stabiles Selbstsystem, das nicht vom Zusammenbruch bedroht ist
- Eine stabile Emotionalität
- Eine unbekümmerte Selbsteinschätzung im Sinne der Fähigkeit, auch bei entscheidenden Veränderungen eine unbekümmerte, ruhige und zufriedene Grundhaltung beibehalten oder wieder aufbauen zu können.

Die soziale Unterstützung und emotionale Bindung werden vorwiegend in der Familie gewährleistet. Freunde, Kollegen und alle anderen bedeutsamen Bezugspersonen und soziale Netzwerke können auch als soziale Ressourcen dienen (Nachbarschaft, Kirchengemeinde, Sportvereine, etc.) Die sozialen Ressourcen sind oftmals vorhanden (ein Team ist im Übrigen auch eine soziale Ressource!), manchmal müssen sie geschaffen werden. Es liegt an jedem Einzelnen von uns, ob wir die sozialen Ressourcen nutzen, die uns zur Verfügung stehen, damit sie stärker werden oder ob wir sie nicht beachten.

Das Modell der Salutogenese verweist uns auf eine wesentliche Einsicht: Die Suche nach den eigenen Ressourcen ist ein entscheidender Schritt zur eigenen Gesundheit. Die Konzentration auf unsere Defizite, die Defizite des Gesundheitssystems, des Arbeitgebers, der Kollegen sind nicht förderlich für unser Wohlbefinden. Wesentlich gesünder ist es für uns, nach den Ressourcen zu schauen.

6.2 Übung – Ihre Ressourcen

- Was kann ich mit dem anfangen, was schon da ist?
- Was ist mir heute Unangenehmes passiert und was war das Gute darin/daran?
- Welche Möglichkeiten habe ich, etwas zu verändern? Was kann ich beeinflussen?
- Was lasse ich andere entscheiden?

6.3 Übung – Team-Ressourcen

- Was haben wir heute geschafft?
- Was ist uns misslungen? Was können wir nächstes Mal besser machen?
- Was haben wir heute Positives für unsere Klienten getan?
- Welche Möglichkeiten haben wir, hier etwas zu verändern und unseres Arbeitsbedingungen zu verbessern?
- Was können wir nicht entscheiden?

Die Sache mit den Bohnen

Es war einmal ein Bauer, der steckte jeden Morgen eine Handvoll Bohnen in seine linke Hosentasche. Immer, wenn er während des Tages etwas Schönes erlebt hatte, wenn ihm etwas Freude bereitet oder er einen Glücksmoment empfunden hatte, nahm er eine Bohne aus der linken Hosentasche und gab sie in die rechte. Am Anfang kam das nicht so oft vor.

Aber von Tag zu Tag wurden es mehr Bohnen, die von der linken in die rechte Hosentasche wanderten. Der Duft der frischen Morgenluft, der Gesang der Amsel auf dem Dachfirst, das Lachen seiner Kinder, das nette Gespräch mit einem Nachbarn – immer wanderte eine Bohne von der linken in die rechte Tasche.

Bevor er am Abend zu Bett ging, zählte er die Bohnen in seiner rechten Hosentasche. Und bei jeder Bohne konnte er sich an das positive Erlebnis erinnern. Zufrieden und glücklich schlief er ein – auch wenn er anfangs nur eine Bohne in seiner rechten Hosentasche hatte.

7 SPIRITUELLE RESSOURCEN – ZEHN TIPPS FÜR JEDEN TAG

Danke, dass Sie mein Buch bis hierhin gelesen haben. Ich hoffe, ich konnte Ihnen ein wenig dabei helfen, Ihre spirituellen Ressourcen zu entdecken. Vielleicht hat die ein oder andere Übung Ihnen schon geholfen?

Sie wissen jetzt, dass es kein »Abschalten auf Knopfdruck« gibt. Aber schon regelmäßig drei Minuten Entspannung senken die Ausschüttung von Stresshormonen wie Adrenalin und Cortisol. Mit den folgenden zehn Tipps entlasse ich Sie in Ihren Alltag – Ihre spirituellen Ressourcen sind immer dabei! Alle Tipps haben einen gemeinsamen Nenner: die Achtsamkeit. Sie ist eine der grundlegenden spirituellen Ressourcen, von denen ich am Anfang meines Buches sprach. Ihr zu Grunde liegt das Innehalten – der bewusste Stopp.

1. Innehalten und achtsam werden
Sie wachen morgens auf und Ihre Gedanken kreisen sofort um die Arbeit? Sie planen während des Aufstehens schon die Termine für den Tag und organisieren alles durch?

Bleiben Sie liegen und wandern Sie in Gedanken Ihren Körper entlang. Ihr Bauchnabel: Wie fühlt der sich an? Verweilen Sie dort einen Moment. Dann wandern Sie weiter mit Ihren Gedanken zu Ihrem kleinen Zeh. Und weiter: Was macht das linke Ohrläppchen. Schon ausgeschlafen? Und der rechte Daumen?

Nutzen Sie die morgendliche Dusche: Lauschen Sie dem Geräusch des Wassers. Versuchen Sie, die unterschiedliche Länge der Tropfen zu erhaschen: auf dem Boden, an den Fliesen, auf Ihrem Körper. Wie perlt das Wasser an Ihrem Arm ab?

Versuchen Sie mit den Gedanken unter der Dusche zu bleiben. Sind ihre Gedanken doch wieder bei der Arbeit, dann gehen Sie versöhnlich mit sich um. So etwas kann bei Achtsamkeitsübungen passieren.

2. Wahrnehmen, was ist

Im Auto
Sitzen Sie bequem? Spüren Sie die Sitzpolster an den Oberschenkeln, am Po und am Rücken? Wie fädeln Sie sich in den Berufsverkehr ein? Ruppig, langsam oder elegant? Welche Farben haben die anderen Autos? Nehmen Sie die Geräusche um sich herum wahr.

Mit Bus & Bahn
Heben Sie Ihre Augen von der Zeitung, dem Buch, dem Smartphone oder sonstigem Zeitvertreib. Was nehmen Sie wahr? Die anderen Menschen? Wer ist noch mit Ihnen unterwegs? Was tun die anderen Fahrgäste? Lesen Sie? Unterhalten Sie sich? Bewerten Sie nicht. Schauen Sie nur.

3. Hirnfrequenzen beruhigen

Wieder zu viele Patienten für eine Person? Können Sie das Geräusch der Klingeln nicht mehr hören?
- Wenn es Ihnen möglich ist, suchen Sie sich ein Patientenzimmer, das gerade leer steht oder einen anderen Raum. Halten Sie sich eine Minute lang die Ohren zu. Achten Sie nun wieder auf die Geräusche, die draußen auf dem Flur sind.
- Gehen Sie in Ihrer Mittagspause raus. Folgen Sie zwei Minuten nur Ihren Impulsen. Mal gehen Sie nach rechts, mal nach links, mal geradeaus.
- Wenn Sie müde sind: Nehmen Sie Daumen und Zeigefinger und kneten Sie damit Ihre äußeren Ohrmuscheln. Machen Sie das eine halbe Minute.

4. Rituale setzen

Legen Sie bei der Übergabe (oder Teamsitzung) nicht sofort los. Leiten Sie die Sitzung mit einem Gong und einem Moment der Stille ein. Jede/r Kollege/in kann erstmal bei sich selbst ankommen. Lassen Sie dem Team einen Augenblick Zeit, sich zu sammeln und die Gedanken beruhigen. Dadurch entsteht die Möglichkeit, von der vorhergehenden Aktivität Abstand zu gewinnen. Die Einzelnen können sich ganz auf das Anstehende konzentrieren. Die Aufmerksamkeit ist im gegenwärtigen Augenblick konzentriert, damit erhöht sich die damit verbundene Energie.

5. Entstressen

Stress und Ärger mit Angehörigen, Patienten oder Kollegen können Sie schnell reduzieren, indem Sie die Lächelmeditation einüben: Setzen Sie sich aufrecht hin, die Füße stehen fest auf dem Boden. Die Hände liegen im Schoß nach oben geöffnet. Atmen Sie tief ein und aus. Beginnen Sie, Ihrem Inneren zuzulächeln. Spüren Sie, wie Ihre Mundwinkel nach oben gehen, Ihre Augen lächeln mit, auch wenn sie geschlossen sind. Die Zunge liegt im Gaumen. Lächeln Sie Ihren Organen zu. Lächeln Sie ruhig nach innen. Und lächeln Sie Ihrem dritten Auge zu. Es liegt zwischen den Augenbrauen, ein wenig oberhalb der Nasenwurzel. Spüren Sie Ihrem Lächeln nach, bis ihr ganz Körper lächelt.

(Die Chinesen glauben, dass der Körper während dieser Meditation einen Nährstoff ausschüttet, der die Seele wärmt und füttert ...)

6. Vertrauensvoll leben

Das Sanskrit-Wort Dharma lässt sich nicht genau übersetzen, meint aber die Art und Weise wie man leben soll. Wer in Übereinstimmung mit seinem größeren Schicksal lebt, lebt glücklicher. Seinem Dharma zu folgen, muss nicht immer leicht sein. Doch es gibt Ihnen das Gefühl von Richtigkeit.
- Wenn Hindernisse in Ihrem Leben auftauchen, geben Sie sich nicht geschlagen.
- Fühlen Sie sich im Fluss der Zeit, statt sich dem Fließen der Zeit zu widersetzen. Trauern Sie nicht der Vergangenheit hinterher und seien Sie auch nicht unruhig wegen Ihrer Zukunft.
- Vertrauen Sie Ihrem Gefühl, ob Ihr Leben zu Ihnen passt oder Sie etwas ändern müssen.
- Vertrauen Sie darauf, dass Sie an den Herausforderungen des Lebens wachsen und diese Ihnen die Gelassenheit geben werden, die Erfüllung Ihres Lebens zu finden.

7. Das konzentrierte Tun

Wenn Sie die Symbolhaftigkeit des Lebens verstehen, können Sie mit Ihrer Vorstellungskraft auch die einfachsten Tätigkeiten verrichten.
- Wenn Sie den Küchenboden wischen, können Sie sich vorstellen, den alten, emotionalen Schmutz von Ihrer Seele zu wegzuwischen und sich von Sorgen zu befreien.

- Wenn Sie Fenster putzen, können Sie sich vorstellen auch Ihren Geist zu klären.
- Wenn Sie Rasen mähen oder Sträucher beschneiden, liegt die Vorstellung nahe, die weltlichen Wünsche nach Kleidung, Reisen, Einrichtungsgegenstände etc., die immer wieder nachwachsen, zu stutzen und auf das richtige Maß zurechtzuschneiden.

8. Atmen

Wenn Sie gerade sehr ärgerlich auf jemanden sind, versuchen Sie doch einmal in Gedanken in einer anderen Sprache von 1 bis 10 zu zählen: one, two, three … uno, dos, tres …

Der Ärger verpufft sehr rasch. Jetzt noch zwei, drei tiefe Atemzüge und Sie sind wieder handlungsfähig.

9. Ich-Zeiten setzen

Der Atem fließt immer, ob wir darauf achten oder nicht. Ähnlich arbeitet auch unser Unterbewusstsein oder unsere Seele. Auch wenn Sie glauben, ganz andere Dinge zu tun, arbeitet Ihre Seele und nimmt Informationen aus Ihrer Umgebung auf. Die äußere Umgebung wirkt auf die Seele und wieder zurück auf die Welt – wie in einer großen Feedback-Schleife. Sorgen Sie also dafür, dass Sie eine positive Feedback-Schleife bekommen!

Je nach Vorliebe und Geldbeutel umgeben Sie sich mit schönen Dingen. Ob es Fotos von Naturschauplätzen oder religiöse Bilder sind. Werke von besonderer Schönheit und Spiritualität spiegeln die spirituelle Schönheit in Ihnen selbst wieder. Das wirkt sich dann wiederum in anderen Bereichen Ihres Lebens positiv aus. Unsere Gedanken erschaffen unsere Wirklichkeit. Wenn Sie Ihren Geist mit Schönem nähren, werden Sie auch Schönes erleben.

10. Achtsame Einschlafübung

Legen Sie sich entspannt auf den Rücken, die Arme leicht neben dem Körper, die Handinnenflächen nach oben geöffnet. Die Füße fallen leicht auseinander. Wandern Sie mit Ihrem Bewusstsein durch Ihren Körper und spannen Sie die einzelnen Muskeln zunächst an und lassen Sie sie dann bewusst locker – Ihre Zehen, Waden, Schenkel, Ihren Bauch, Ihre Brust, Ihre Arme und Hände, Ihren Nacken und Ihr Gesicht. Sie können auch alle Muskeln gleichzeitig lockern. Spüren Sie die Unterlage in Ihrem Rücken. Lassen Sie Ihren Atem tief und gleichmäßig werden.

Diese Ruhestellung aus dem Yoga macht deutlich, wie wichtig es ist, sich in seinem Leben immer wieder Inseln der Ruhe zu schaffen und stressige Aktivitäten hinter sich zu lassen.

NACHWORT

Niemand sitzt an einem Sonntagmachmittag auf dem Sofa und denkt sich: »So, jetzt brauche ich mal ein spirituelles Erlebnis.« Ähnlich wie man in bestimmten Situation meint, eine Tafel Schokolade oder ein Glas Wein zu brauchen.

Untersuchungen zum Glauben, zur Religion und zur Spiritualität gibt es mittlerweile viele. Die Vergleiche, Fragebögen und Untersuchungsergebnisse werden immer abstruser. Neulich las ich in der Zeitung, dass ein Leben ohne Glauben genauso schädlich ist, wie jeden Tag eine Schachtel Zigaretten zu rauchen. Ist es denn zu glauben?

Es gibt Untersuchungen, die ausführen, dass verliebte Menschen mehr Abwehrkräfte gegen bestimmte Krankheiten haben, weil ihr Immunsystem besser funktioniert. Aber, mal ehrlich, würden Sie sich deshalb verlieben? Mal ganz abgesehen davon, dass man sich auf Kommando ja sowieso nicht verlieben kann. Niemand verliebt sich, um gesünder zu leben. Auch wird niemand spirituell, um besser im Team klar zu kommen.

Spiritualität ist eine Ressource, die jeder von uns hat. An den Geschichten und Beispielen aus den Kapiteln, können Sie sehen, wie es einzelne Menschen, geschafft haben, Kraft aus sich selbst zu bekommen und damit zufriedener in ihrem Alltag waren. An dieser Stelle möchte ich auch noch mal allen Pflegekräften danken, die mir ihre Geschichten zur Verfügung gestellt haben (die Namen habe ich selbstverständlich verändert).

Ein Sprichwort sagt, man soll nur den Stein aufheben, den man tragen kann. Fangen Sie langsam an, die Übungen umzusetzen. Steigern können Sie sie immer noch!

Würdigen Sie erst einmal, was Sie schon umsetzen und dann erlauben Sie sich, auch Neues auszuprobieren. Vielleicht trauen Sie sich im Team mal den Anfang zu machen und erzählen, wie es Ihnen wirklich geht. Vielleicht nehmen Sie an einem Meditationskurs teil. Oder Sie gehen nach der Arbeit mal in eine Kirche, um Stille zu spüren. Was auch immer Sie ausprobieren, achten Sie darauf, dass Sie sich damit wohl fühlen und sich nicht überfordern.

> **Tipps**
>
> Wenn Sie etwas Neues ausprobieren wollen, ist es wichtig, sich an vier Dingen zu halten:
> 1. Nehmen Sie sich nur eine Sache auf einmal vor. Sonst könnte es sein, dass Sie zu sehr gegen Ihre alten Gewohnheiten kämpfen müssen. Wenn Sie eine Atemübung ausprobieren wollen, dann nehmen Sie sich gleich morgens dafür Zeit und verzichten Sie auf etwas anderes, bis Sie ihr Nervensystem umprogrammiert haben.
> 2. Fangen Sie lieber mit fünf Minuten Meditation an und steigern Sie die Zeit in den darauffolgenden Wochen, als gleich eine Stunde zu sitzen und sich damit zu überfordern. Verhaltensveränderungen brauchen Zeit.
> 3. Nutzen Sie die Regelmäßigkeit. Wiederholen Sie Ihr neues Verhalten jeden Tag, zu der gleichen Stunde und auf die gleiche Weise. Sie werden sehen, mit der Zeit geht es immer leichter.
> 4. Experimentieren Sie! Achten Sie darauf, was Ihrer Seele gut tut. Ihre Seele weiß es.

Entscheidend für das Wachstum Ihrer Spiritualität ist, eine Achtsamkeit dafür zu entwickeln, was Sie innerlich berührt, bewegt und bereichert. Das geht nur über den Faktor Zeit. Fangen Sie mit dem an, was Sie am meisten anspricht und sich in Ihre Alltagssituation am leichtesten einbauen lässt. Was jetzt vielleicht noch ganz schwer ist, kann Ihnen in ein paar Monaten ganz leicht vorkommen.

Ich habe nach langem Suchen ein schönes Zitat von der Ordensfrau Melanie Wolfers gefunden. Sie gehört zu den Salvatorianerinnen und hat ein anregendes Buch über den Glauben geschrieben: »Glaube der nach Freiheit schmeckt«[60]. Darin schreibt sie: »Glaube beginnt mit Unterbrechungen. Mit produktiver Unterbrechung. Also damit, sich einfach immer mal wieder rauszuziehen aus allem. Damit, Zeit zu haben, um still zu werden. Und ein-

---

[60] Knapp, A. & Wolfer, M. (2011). Glaube der nach Freiheit schmeckt. Freiburg: Herder, S. 45

fach zu sehen, wohin die eigenen Gedanken einen führen, wenn man nicht ständig unterbrochen wird.«

Melanie Wolfers drückt aus, wonach wir uns sehnen, wenn wir von Spiritualität sprechen: nach Unterbrechung, nach Pause.

Wichtig ist doch, dass unsere Sehnsucht erfüllt wird. Dass wir Unterbrechungen nutzen, um wieder zu uns zu finden. Das gibt Kraft, die wir nutzen können, um unsere Ressourcen aufzufüllen. An dieser Kraft können dann diejenigen teilhaben, die keine mehr haben: die Patienten.

GLOSSAR

Glaube
Glaube ist individuell gestaltet und bezieht sich auf etwas anderes. Das griechische Wort pisteuo (treu sein; sich auf etwas verlassen) könnte die Herkunft anzeigen. Zielt auf Gehorsam und Vertrauen ab.

Religion
Im Gegensatz dazu ist Religion (aus dem lateinischen: re-ligere; rückverbindend) eine reflektierte, gemeinschaftlich gefundene Antwort auf die existentiellen Fragen. Die ›Antwort‹ umfasst sowohl inhaltliche Aspekte (›Lehren‹) als auch praktische Handlungen (religiöse Rituale) der Religionsgemeinschaft

Frömmigkeit
Das Wort bezeichnet eine respektvolle, ehrfürchtige Haltung. Diese Haltung wird bestimmt von Ordnungsmustern und einem religiös eingeübten Verhalten. In Religionsgemeinschaften zeichnet sich der fromme Mensch dadurch aus, dass sein Denken und Tun der religiösen Organisation entspricht.

Transzendenz
Die sinnliche Erfahrung, die über das Gegenständliche hinausgeht. Etwas Jenseitiges, das die Grenzen von Verstand und Bewusstsein überschreitet und mit Sprache schwer zu erklären ist (!). Das Wort kommt vom Lateinischen transcendentia (übersteigen). Gemeint ist damit die Überschreitung einer endlichen Erfahrungswelt in eine göttliche hinein.

Eremit
Ein Mensch, der abgeschieden von der Welt lebt.

Mystiker
Jemand, der göttliche und spirituelle Erfahrungen macht, die anderen nicht zugänglich sind.

Esoterik
Kommt aus dem griechischen esōterikós (innerlich oder dem inneren Bereich zugehörig) Im heutigen sprachlichen Bereich gibt es keine klare Definition. Meistens werden darunter Geheimlehren verstanden, die sich aber nach einer bestimmten Erkenntnisübung erschließen lassen.

Feiertage, christliche
Aschermittwoch
Beginn der Fastenzeit. Gläubigen wird Asche auf das Haupt gestreut (daher auch der Ausdruck »Asche auf mein Haupt« bei Verfehlungen) oder mit einem Aschekreuz auf die Stirn gezeichnet.

Karfreitag
»Kar« ist das alte Wort für »Trauer«. Es bezieht sich auf die ganze Woche. Daher Karwoche. Am Karfreitag wurde Jesus gekreuzigt.

Ostern
Die Feier der Auferstehung Jesu. Es ist das wichtigste Fest der Christen.

Christi Himmelfahrt
Der auferstandene Jesus ist den Jüngern 40 Tage lang erschienen. Am 40. Tag sahen sie ihn zum letzten Mal. Jesus wurde in den Himmel aufgenommen.

Pfingsten
Gehört mit Weihnachten und Ostern zu den größten Festen der Christen. Der Name kommt vom griechischen Wort Pentēkosté (50). Am 50 Tag nach Ostern wurden die Apostel mit dem heiligen Geist erfüllt und verkündeten die Auferstehung Jesu Christi.

Buß- und Bettag
Der Tag der Besinnung und Neuorientierung im Leben. Es geht nicht nur um innere Umkehr zu Gott, sondern auch unser Tun soll sich bessern. 1990 wurde der Buß- und Bettag als gesetzlicher Feiertag abgeschafft.

Advent
Das Wort Advent stammt von dem lateinischen Wort adventus (Ankunft) ab. Die Geburt/Ankunft Jesu Christi wird erwartet und vorbereitet.

Weihnachten
Fest der Geburt Jesu.

Feiertage, jüdische
Jom Kippur, Versöhnungsfest
Tag des göttlichen Gerichts, der Buße und der Umkehr, an dem die Verfehlungen der einzelnen Menschen gesühnt werden. Jom Kippur ist der höchste jüdische Feiertag.

Chanukka
Das 8-tägige Lichterfest. Das Chanukka- Fest soll an die Wiedereinweihung des Jerusalemer Tempels erinnern.

Passahfest
An diesem Tag wird der Auszug des jüdischen Volkes aus der Sklaverei in Ägypten (13. Jahrhundert vor unserer Zeitrechnung) gefeiert.

Feiertage, muslimische
Ramadan
Islamische Fastenzeit, in der Muslime von der Morgendämmerung bis zum Sonnenuntergang keine Speisen und Getränke zu sich nehmen dürfen. Ausgenommen sind Schwangere, Reisende, Alte und Kranke.

Fest des Fastenbrechens, ʿĪd al-Fitr
Wird am Ende des Fastenmonats Ramadan gefeiert. Das Fest des Fastenbrechens beginnt mit dem Sonnenuntergang des letzten Fastentages. Da die Kinder viele Süßigkeiten bekommen, wird das Fest auch Zuckerfest genannt.

Opferfest
Das höchste Fest im Islam. Es wird in der Erinnerung an den Propheten Abraham gefeiert, der seinen Sohn Isaak opfern wollte. Muslime opfern ein Tier (Kuh oder Schaf). Das Fleisch wird in drei gleichen Teilen an Opfernde, an andere Verwandte und an Bedürftige verteilt, egal, welcher Religion.

LITERATUR

Antonovsky, A. (1997), Salutogenese. Zur Entmystifizierung der Gesundheit, Hrsg. Alexa Franke, DGVT
Berne, E. (2007). Was sagen Sie, nachdem Sie »Guten Tag« gesagt haben? Die Psychologie des menschlichen Verhaltens. Frankfurt: Fischer TB
Bucher, A. (2014). Psychologie der Spiritualität. Weinheim: Beltz
Bucher, A. (2007) Wurzeln und Flügel. Wie spirituelle Erziehung für das Leben stärkt. Ostfildern: Patmos
Buber, M. (1985). Ich und Du. Heidelberg: Lamberg
Bundesanstalt für Arbeitsschutz und Arbeitsmedizin (2014). Arbeit in der Pflege – Arbeit am Limit? Dortmund
Büssing, A. & Kohls, N. (2011). Spiritualität transdisziplinär. Heidelberg: Springer
Cain, S. (2013). Still. Die Bedeutung von Introvertierten in einer lauten Welt. München: Goldmann
Chödrön, P. (2009). Suche die Freude. München: Goldmann
Douglas, M. (1988). Reinheit und Gefährdung. Eine Studie zur Vorstellung von Verunreinigung und Tabu. Berlin: Reimer
Evert, P. (2008). Einführung in die Technik der Krisenintervention. Script für die TeilnehmerInnen der Ausbildung in Tiefenpsychologisch fundierter Psychotherapie am Frankfurter Psychoanalytischen Institut. WS 2008/2009. Im Internet: http://www.pierre-frevert.de/pdf/KriseninterventionsSkriptx08-10.pdf
Fengler, J. (1996). Konkurrenz und Kooperation in Gruppe, Team und Partnerschaft. München: Pfeiffer
Grün, A. & Robben, R. (2007). Grenzen setzen – Grenzen achten. Freiburg: Herder
Hansom, R. & Krüger, K. (2013). Denken wie ein Buddha: Gelassenheit und innere Stärke durch Achtsamkeit. München: Irisiana
Huhn, S. (2012). Ab heute sorge ich für mich! Selbstpflege. Vortrag auf dem Heilberufe Kongress. Berlin
Jung, C. G. (1963). Gesammelte Werke XI: Zur Psychologie westlicher und östlicher Religion. Freiburg: Patmos
Kabat-Zinn, J. (2010). Im Alltag Ruhe finden: Meditationen für ein gelassenes Leben. München: Knaur, Kindle Edition

Klasen, J. (2014). So schlau ist Ihr Körper. In: Brigitte Spezial Gesundheit. Hamburg
Knapp, A. & Wolfer, M. (2011). Glaube der nach Freiheit schmeckt. Freiburg: Herder
König, J. (2015). Pflegedokumentation im Krankenhaus – gewusst wie. Hannover: Schlütersche
Löhken, S. (2012). Leise Menschen – starke Wirkung. Offenbach: Gabal
Luy, M. (2002): Warum Frauen länger leben. Erkenntnisse aus einem Vergleich von Kloster- und Allgemeinbevölkerung. In: Bundesinstitut für Bevölkerungsforschung, Materialien zur Bevölkerungswissenschaft. Nr. 106, Wiesbaden
Luy, M. (2011). Ursachen der Geschlechterdifferenz in der Lebenserwartung: Erkenntnisse aus der »Klosterstudie«/Marc Luy. In: Schweizerisches Medizin-Forum. Bd. 11 (2011), H. 35, S. 580–583, Basel
Mello, A. de (1999). Gib Deiner Seele Zeit. Freiburg: Herder
Messer, B. (2013). Helfersyndrom? Strategien für verantwortungsvolle Pflegekräfte. Hannover: Schlütersche
Moorjani, A. (2012). Heilung im Licht. München: Arkana
Müller, M. (2014). Wie viel Tod verträgt ein Team. Göttingen: Vandenhoeck & Ruprecht
Münchhausen, M. (2006). Wo die Seele auftankt. München: Goldmann
Ott, U. (2010). Meditation für Skeptiker. München: Barth
Pfaff, H. (2014). Gesunde Mitarbeiter: Erfolgsfaktor in der Pflege. Vortrag auf der AOK-BGF-Tagung in Solingen 2014. Im Internet: http://www.bgf-institut.de/fileadmin/redaktion/downloads/Aktuelles/2013-03-12_Prof._Dr._Pfaff.pdf [Zugriff am 10.11.2014]
Quinn, G. (2005). Spirituell bewusst leben. München: Ansata
Rogers, C. (1989). A Way of Being. Mariner Books
Lutherbibel (1985), Stuttgart 1985, 2. Mose, 18.18.; 1. Könige 19,5
Seifert, A. (1999). Jetzt pack ich's an. Stuttgart: dtv
Schmidt, A. (2012), Benediktinisches Leben: Bewährter Ausdruck und Paradigma verantwortlichen Umgang mit der Lebenszeit? In: Fischer, E. P. & Wiegandt, K. (Hrsg.). Dimensionen der Zeit. Die Entschleunigung unseres Lebens. Frankfurt S. 84.
Schumacher, E.F. (1973). Small ist Beautyful: A Study of Economics as if People Mattered. Blond & Briggs
Sonneck, G. (2012). Krisenintervention und Suizidverhütung. Stuttgart: UTB

Sponsel, R. (2012). Spiritualität. Eine psychologische Untersuchung. Im Internet: http://www.sgipt.org/wisms/gb/spirit0.htm [Zugriff am 04.11.2014]
Steffensky, F. (2009). Das Haus, das die Träume verwaltet. Würzburg: Echter
Stegemann, T. (2012). Ich bin eher spirituell als religiös ...« Im Internet: http://www.heise.de/tp/artikel/36/36523/1.html [Zugriff am 04.11.2014]
Stevens, J. (1991). Die Kunst der Wahrnehmung. München: Kaiser
Thich Nhat Hanh (2011). Jeden Augenblick genießen. Freiburg: Herder
Weiss, H.; Harrer, M. & Dietz, T. (2010). Das Achtsamkeits-Buch. Stuttgart: Klett-Cotta

REGISTER

Achtsamkeit 24, 25, 103
Angst 71
Antonovsky, Aaron 113
Antreiber 58
Antreibertest 62
Antreiberverhalten 61
Atemübung 53
Atmen 53, 123
Aufmerksamkeit, intuitive 37

Balance, innere 26
Bedeutsamkeit 114
Belastungen, körperliche 36
Bewusstseinszustände 37
Bingen, Hildegard von 15
Breathing-Space 55
Burnout-Prophylaxen 13

Cardenal, Ernesto 14
Carrero, Joan 14
Chance 31
Charaktertypen 97

Dalai Lama 15

Eigenlob 66
Einschlafübung 123
Empathie 75
Empathie, Wirkung 80
Engagement, gesellschaftliches 14
Entspannungsübungen 56
Entstressen 122
Eremit 128
Ergriffen-Sein 81

Erlauber 58
Erlaubnis 64
Erlaubnisarbeit 65
Esoterik 129

Feiertage
- christliche 129
- jüdische 130
- muslimische 130
Flow 47, 52
Frömmigkeit 128

Gandhi, Mahatma 15
Geistestraining 25
Gesellschaft 13
Gesundheit 12
Gewohnheiten 42
Glauben 82, 90
Gleichgewicht 20
Grundbedürfnisse 47

Handhabbarkeit 114
Handlungsmuster 29
Helfersyndrom 21
Hirnfrequenzen 36, 121

Ich-Zeiten 66, 123
Innehalten 19, 120
- bewusstes 23
Introversion 67

Kabat-Zinn, John 25
Kairos 32
Klosterstudie 12

Kohärenzgefühl 113
Kohärenz-Konzept 113
Konzentration 49
Körperfunktionen 52
Krise 28, 29, 31
– traumatische 30

Lebensrhythmus 37
Leiden 74

Meditation 38
Methoden, achtsamkeitsbasierte 25
Mystiker 128

Psychologie, humanistische 16

Quantenphysik 86

Religion 128
Resilienz 34
Rituale 39, 42, 85, 110, 121
Rogers, Carl 80

Salutogenese 113
Selbstachtung 82
Selbsterkenntnis 18
Selbstpflege 45
Selbstwerdung 82
Selbstwertgefühl 82

Siebe, sokratische 105
Sinneskanal 93
Spiritualität 11, 91, 94
Stärken 69
Stärken-Profil 71
Stimulation 48
Stress 13, 19

Team-Ressourcen 119
Teamritual 112
Tod 84
Transzendenz 128
Tugenden 64
Tun, konzentriertes 48, 122

Übergaben 105
Übung der Stille 83

Veränderungskrise 30
Verstehbarkeit 114
Vertrauen 87, 106, 122
Vertrauensskala 88

Wahrnehmung 21, 48, 82, 121

Zeitstruktur 47, 48, 95
Zufriedenheit 41
Zuwendung 47, 48

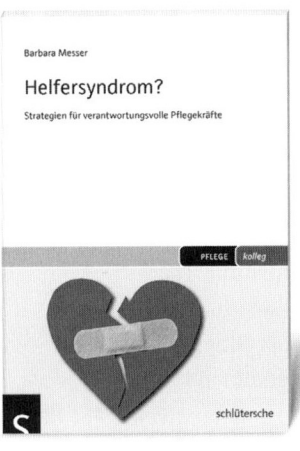

Barbara Messer

Helfersyndrom?

Strategien für verantwortungsvolle Pflegekräfte

pflege kolleg

2014. 124 Seiten, 14,8 x 21,0 cm, kartoniert
ISBN 978-3-89993-304-8
€ 16,95

Auch als eBook erhältlich

- Das erste Anti-Helfersyndrom-Buch für Pflegende
- Mit vielen praktischen Tipps für den Berufsalltag
- Sensibel, unterhaltsam und hilfreich

Wer in der Pflege arbeitet, will anderen Menschen helfen. Das ist eine gute Einstellung. Doch manchmal macht sich das Helfen sozusagen selbstständig: Die Pflegekraft gibt ständig mehr, beachtet weder ihre eigenen Grenzen noch die der anderen. Aus dem Willen zu helfen wird das Helfersyndrom. Das aber ist ein machtvolles Spiel, das für Helfer und Pflegebedürftige leidvoll wird.

In diesem Buch werden Ursachen, typische Verhaltensweisen und vor allem geeignete Strategien zur tiefgreifenden Verbesserung und Veränderung im Umgang mit dem Helfersyndrom vorgestellt. Helfen ist okay, wenn es verantwortungsbewusst geschieht. Und das lässt sich lernen.

www.buecher.schluetersche.de
Änderungen vorbehalten.

— schlütersche